覗いてみたい!?
先輩OTの頭の中

精神科OTの醍醐味！

苅山和生

佛教大学

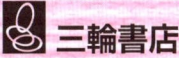
三輪書店

はじめに

　この本を手にとっていただきありがとうございます．本書は2008年7月から2009年6月（42巻8号〜43巻6号）にかけて，「作業療法ジャーナル」に連載させていただいたコラム「覗いてみたい!?　先輩OTの頭の中：精神科OTの醍醐味！」に新たなページを加えたものです．同シリーズの既刊の素晴らしい2冊を拝見し，僕のコラムはとても本にはならないと思っていましたが，同誌発行元の三輪書店様から機会をいただきました．

　作業療法をまだ知らない人，精神科作業療法のイメージがない人，聞いたことはあるけれどまだ作業療法士（以下OT）に出会ったことがない人，そんな人に読んでいただき，「あ〜，精神科作業療法って何か大切なことがありそうだなあ」と，思ってもらえる内容になればと願っています．教科書には書かれていないけれど，僕が臨床で大切にしてきたことを，できるかぎりわかりやすい言葉にしてお伝えしようと思いめぐらし，今もパソコンに向かっています．

　手探りですが，僕は決して難しいことを書こうとしたわけではありません．これらの文章から，僕の頭の中と，精神科作業療法の大切なところが少しでも具体的に皆様に伝われば幸いです．

　今回書き加えたものは，Part 1の「この出会いから」，「精神科作業療法の前提」，「精神科作業療法の醍醐味」，そしてPart 2各ケースのサイドストーリーです．どれが大切というわけではなく，どれも連載したコラムと同じくらい深い想いで書きました．

　話題は，後輩OTからの質問に対するものが多くなりました．本にするにあたって，締切までの時間との戦いに戸惑った僕は，「そうだ，後輩に頼もう」と，はたと思いつきました．そこで，コラムを読んで，「あのとき，対象者はこうみていた」という証言や，「あれを読んで，もう

少しこんなことを詳しく話してほしい」というリクエストがあれば，応募してくださいとお願いしたのです．

　採用された人には内容の質によって，"京都へのご招待"〜"おたべ1箱"という賞品をつけたところ，本当にたくさんの応募をいただきました．決して，ヤラセではありません，自由投稿です（……それにしても，みんなそんなにおたべが好きなのかなあ）．

　斜め読み，飛ばし読みで，最後までパラパラとめくっていただき，「ウン？　このフレーズは使えるかも」と，わずかにでも読者の皆様の心に引っかかる内容があれば幸いです．心に引っかかったフレーズが，作業療法の道具や材料として，皆様の臨床に役立ち，対象者の健康と生活に役立つように使っていただけることが，最大の願いです．

　なお，本文に登場する人物は実在の人物ですが，すべて仮名です．OTとのやり取り等の内容は事実にもとづいておりますが，個人が特定されないように，個人情報については若干の修正を加えております．

2010年3月　苅山和生

目　次

はじめに iii

Part 1

Ⅰ. この出会いから 003
Ⅱ. 精神科作業療法の前提 006
Ⅲ. 精神科作業療法の醍醐味 011

Part 2

| プロローグ | **ある日の嬉しかった瞬間** 019

| **Case 1** | **出会い** 020
| Side Story | 僕も緊張の中で 024

| **Case 2** | **リアルなモデル** 027
| Side Story | 語録「らせん階段」 031
| | 授産施設の片隅で 033
| | 肯定できる理由探し 037

| **Case 3** | **どこまでが「ボク」** 039
| Side Story | つまらない人間です 043
| | 私と私以外の境界線「間」 045

| **Case 4** | **目盛りを探そう** 047
| Side Story | 政夫さんとのその後 051
| | 後輩OTの視点 052
| | エッチな話題も逃げないで 058

Case 5	他に寄り添い自ずから休す	060
Side Story	「荷物, 持たせてください」	065
Case 6	情報を"納め集める"	068
Side Story	申し送りの舞台裏	072
	連携で悩んだときに	074
Case 7	ちょうどいいは自分でみつける	081
Side Story	Give & Take	085
	わがままの受け入れ方	086
Case 8	就労継続支援と place then train	091
Side Story	クールダウン	095
	仕事としてのOT感	097
Case 9	挨拶は"参加"への定期券	103
Side Story	挨拶のさまざまな使い方	107
Case 10	祭り前夜と環境づくり	110
Side Story	もう1つの祭り前夜	114
	「誰がしてもいいと思う」	116
Case 11	合成の誤謬(ごびゅう)に気をつけて	118
Side Story	「社会」,「一般」に気をつけて	122
	Not in my back yard	123
Case 12	なされたことを知る=恩	125
Side Story	「すみません」の中	130
	痛みをやわらげる作業	131
	自己を安全に語る	134
エピローグ	今できることに	136

おわりに　137

Part 1

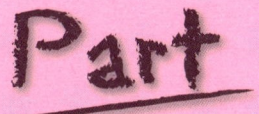

Catch a glimpse of senior OT mind!?

I. この出会いから

　僕はOT養成校卒業後，最初に大阪にある総合病院に就職しました．そこでは，理学療法士（以下PT）だけが十数名，整形外科のリハビリを行っていました．経験年数が数年先輩のOTと2人で同時に就職し，作業療法の開設に携わらせていただきました．約半年後，作業療法室を開設することができ，中枢神経系疾患の方を多く受け入れるようになりました．当時はまだ，OTの役割も分担も明確でない時代で，担当させていただける人は，どんな方でも受け入れました．とりわけ，PTが担当していないケースの場合は，ベッドサイドから歩行訓練，交通機関の利用訓練等，退院までを一貫してOTがさせていただきました．

　そのとき出会ったこの2名が，実は僕の精神科臨床のお師匠様です．

🎬 シーン0　僕の最初のお師匠様たち

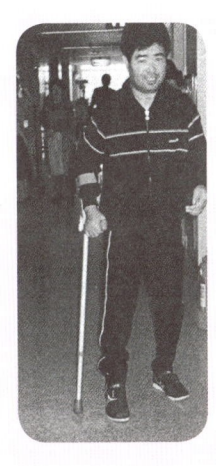

　憲太郎さん（当時40代，男性＝**写真**）．小脳腫瘍を摘出術後，脊髄腫瘍が発見され，部分切除術を施行．不全四肢麻痺と不随意運動により，車いすでの家庭内自立をリハゴールとされて，OTに指示が出された．本人やご家族からの「一度死んだ身です．殺すつもりで構いませんから，できるかぎりのリハビリをしてください」という熱意に押され，いろいろな方法を試みた．や

がて，本人の必死の努力により，ロフストランド杖にて3点歩行が可能になられた．最終的には，3輪自転車に乗って約3キロの道のりを通院されるまでに回復され，家業の事務仕事に復帰された．

　建朗さん（当時60代，男性）．左脳梗塞の後，右脳梗塞を発症され，両片麻痺となる．運動性失語も呈したため，意思表示は表情と身振りのみであった．運動機能は比較的保たれ，平行棒内で手すりに触れることなく歩行可能となるまで回復された．ところが，平行棒の外へ行こうと誘うと，急に不安緊張が高まり，流涎がひどくなるとともに，顔が紅潮して，一歩も平行棒の外へ出られないでいた．

　憲太郎さんの回復を同時期に見ていた僕には，建朗さんが独歩可能となることには確信がありました．ところが2～3週間が経過しても，一歩も平行棒の外には出られません．僕は感情的になり，「今ここから出ないと，一生歩けないかもしれませんよ」と建朗さんを怒ってしまいました．建朗さんは顔を真っ赤にし，しばらく平行棒の端で立ち止まってしまいました．すると，5分くらい経過してからだったでしょうか．建朗さんは，スッと平行棒の外に一歩を踏み出し，歩きはじめてくださったのです．突然のことで驚きましたが，本当に嬉しかった──と同時に，大きな恥ずかしさがこみ上げてきました．「建朗さんは，僕を助けてくれた」，そう思ったのです．

　そのときの僕の頭の中はこうです．「自分の技術が至らないために，建朗さんの不安を軽減して意欲をどう引き出していいのかわからなくて，その自分がすべき責任を放棄して，単に怒っただけじゃないか．それなのに建朗さんは，そんな僕に対して怒ることなく，歩いてくださった．

僕が救われた」．

　身体的に回復しているはずでも，痛み等を訴え退院できない人がいらっしゃる中で，この2人の医学的所見を超えた回復を目の当たりにして，こんな思いが毎日，僕の頭の中を駆け巡りました．

　「これだけの回復を助ける力は何だろう？」，「間違いなく身体状態ではない，精神面における何かだ」，「そこをサポートできるセラピストにならないと，リハビリも作業療法も僕にはわからない」．

　「ここをしっかりと知りたい，身につけたい」，そう願っていました．そこへ，実習で僕がお世話になっていた京都府立の精神科病院で，OTの募集があることを知りました．尊敬する横田里都子先輩（**127ページ参照**）のいらっしゃった病院です．ここから僕の精神科臨床が始まりました．

ひと言

　駅構内のバリアフリー化も進んでいなかった当時，多くの人のお世話になりながら，みんなで鳥羽まで一泊旅行に行きました．
　でも，ICFでいう「参加」こそが，社会を変えていくと信じています．そういった意味でもとても大切な旅だったと，今でも思います．今なら，どんなにか楽に行けることでしょう．

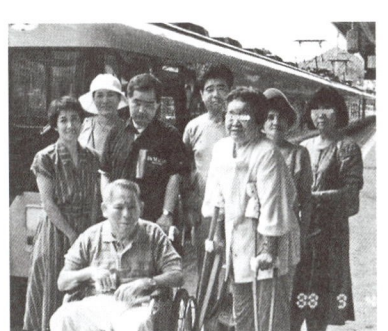
大阪時代，最初のお師匠様たちとの鳥羽旅行

Ⅱ. 精神科作業療法の前提

まず最初に，僕の作業療法の前提となっている4つのことを紹介します．

1. 現実味のある生活（持続可能性と負の連鎖）

僕のイメージする現実味とは"生活感"であり，生活感の中で特に大切にしているのが"持続可能性（sustainability）"です．持続可能性とは，特に環境問題やエネルギー問題についてよく使われる言葉です．人間活動，中でも文明の利器を用いた活動が，将来にわたって持続できるかどうかを表す概念のことです．近年では，経済や社会等，生活活動全般で用いられ，年金や障害者福祉施策に関する文献でもよくみかけるようになりました．

ところが25年以上も前，僕が学生のころに学んだ作業療法の教科書『Willard & Spackman's Occupational Therapy』の冒頭にも持続可能性の考え方を表す言葉が載っていました，「魚の取り方を与えよ，そうすれば人は生涯食うに困らず」という，紀元前の中国のことわざです．作業療法はもともと持続可能性に注目していたんです．スゴイですね．

生活を支えるとは，1カ月や半年の期間を対象とするのではありません．生涯という時間軸にどこまで近づけるかが，僕の中では大切なのです．一生を終えるまで責任をもつべきだとまでは言いません．でも，退院後すぐに再入院することなく，就労後すぐにデイケアに戻るのではなく，作業療法等で取り戻した今の生活を"少しでも長く続けるには"を考えたアプローチをしたいものです．社会的規模ではありませんが，これはまさに持続可能性のことであり，生活支援を語るときの僕の作業療法の前提です．

ただし，何かを安定持続させようとするときに，負の連鎖というリスクを伴うことがあります．たとえば，好きな人との結婚生活を維持するために暴力を我慢すること等に代表される虐待の連鎖です．このような負の連鎖と生活の持続可能性を分けることも，大切な前提です．

　自分がそれをよいと思うとか自分が楽になるからという利己を超えて，誰かが苦しむと予想できることを他者に向けて表現しないこと．この負の連鎖を緩衝する行動，"自らがクッションになること"を地道に続けることが，僕のいう作業療法の前提となります．……案外あたり前のことですけど，難しくてできないことが多いんですよね．

2. 両価性をわかりたくなる柔軟さ

　学生のとき，「私の帰りたい社会なんてない」と言われる患者さんに出会いました．対象者にとって興味のない（薄い）そんな社会の側の人間（私）が，「あなたが社会に適応できるようにお手伝いします」と言うのはどこかおこがましいと思いながら臨床をしてきました．これは精神科特有のことかもしれません．帰りたくない社会に，「帰ってもいいかもな」と思ってもらうところが，まず目標になるのです．退院に必要なことを対象者にわかってもらう以前に，僕たち医療者側が言おうとしていることを，"対象者がわかりたくなる"工夫から始めなければなりません．

　統合失調症をはじめとして，精神疾患を患った方の多くに，両価的な価値観や意思がみられます．先ほどの「帰りたい社会はない」もこの視点でいえば，「私は社会に帰りたい」，「そんな社会にしてよ」というメッセージでもあるのです．精神科において，対象者と治療者がわかり合うこととは，このように相反するメッセージを同時に聞いたとしても，どちらが本心かを問い詰めず，両方の気持ちを丁寧に察し，対象者と治療者が協力して取り組める折り合いをみつける作業だと思っています．

そのためには，自分の思考の柔軟さが問われます．ロボット工学の権威，森政弘先生が，著書等で提唱されている「非まじめのすすめ」をご存じでしょうか[1]．

　「1円玉のかたちは？」と聞かれたとき，

　「1円玉は，丸くて，四角いわけがない」と答える人は，まじめ．

　「1円玉は，四角で丸ではない」と答える人は，不まじめ．

　「1円玉は，丸いと同時に四角」と答える人が，非まじめ．

　非まじめ精神の大切なところは，丸と四角が同居できるということを理解することだというのです．

　これは即，精神科臨床にも通じることです．実際，見方を変えれば，両方とも真実です．1円玉を真横から見れば，細長い長方形ですものね．

3. occupationとbalance

　僕はoccupational therapyのoccupationという言葉が好きです．直訳の中では，「仕事の」，「職業的な」というよりも「占める」，「占有する」という意味が好きです．作業の中でその動作を自分のモノにする．退院してからの生活がモノになる．彼はやっと職業人としてモノになってきた．たとえば，自動車の運転技術が向上すると，まるで車が自分の身体の一部のようになって，ボディイメージがつくり変えられるかのように車両感覚がよくなります．そのくらい，作業療法で経験したことが生活の一部になり生かされることが，僕の思うoccupationです．

　さしあたって精神科では，作業で体験した「私や他者との付き合い方」が，対象者のモノになってくれればいいなと願って臨床をしてきました．

---

1) 参考：森　政弘：「非まじめ」のすすめ．講談社，1984

ところが，僕の好きな映画俳優のアンソニー・ホプキンスがテレビのインタビュー番組でこんなことを言っているのを見ました．俳優を目指す学生からの「役を演じ切れずネガティブな気持ちになったとき，どうしていますか？」という質問に対してです．彼は「最初からその演技や役柄をモノにしたと思わないほうがいい．役になりきらなくてもいいんだ．そうすれば失敗は結局，大したことじゃなくなるよ」と答えたのです．上述した"モノにする"とは逆のアドバイスです．

でも，ホプキンスの考えはすごく新鮮で惹かれましたし，僕は新鮮な出会いをわりとあっさりと受け入れられるほうなので，頭の中では矛盾しませんでした．さらに，彼はこう言葉を加えました．「シンプルに演じられる役者と一緒に仕事をすると，とても楽しい．誰もがはじめは無力だと思えば気が楽になれる」と．

僕の作業療法のモットーも，"シンプル"かつ"謙虚"であることです．自己の限界をどう知りながら，それをどう生かすか．自分のどんな面であっても道具として使いこなせるbalance感覚が，作業療法の技術の前提だと思っています．そのうえで，今やれる自分の仕事を，そして表現できる作業療法を，どちらもできるかぎり対象者にわかりやすく整理して届けます．それ以上でも以下でもなく，自分の今できることをしっかりと行い，できることと未熟さをかみしめながら，"してきたことをモノにする"のです．

4．恩師から学んだ精神・力

（1）奉仕の精神

学生時代，今から26年前，母校の恩師大塚哲也先生から，"奉仕の精神"を教わりました．奉仕の精神（＝利害を考えることなく相手に尽くし，お渡しすること）は，この仕事，特に精神科領域では絶大な力であり，

大前提だと思っています．結果や過程，それまでの理由がどうであれ，優しく対象者のことを見ることができるかどうか．それは評価の視点のようでもありますが，僕にとっては，自分との勝負のようなものです．自分が対象者を悪く見ようと思えば，そう見えてしまいます．また，自分がもっと待とうと思えば，待った分だけ変化が見えてきます．

　奉仕の精神を忘れることなく，説明や理屈を求めることなく，対象者を信じ，対象者が求めることを一緒に行えたとき，僕はものすごく対象者に近づけたと実感できます．理屈にこだわるあまりに，この奉仕の精神を犠牲にしたくはありません．精神科作業療法は，治療契約プラスアルファのサービスをいつも含んでいるような気がしていますから．

（2）問いかける力

　僕が最初に勤めた公立精神病院から，前任の民間病院に至るまで，あらゆる面でご指導いただいたのが，恩師の精神科医，森田俊彦先生です．森田先生やケース3の圭さんの主治医（森田先生の親友の精神科医）から，僕はリーダーシップの大切な部分をいくつも教わりました．

　中でも最も大きな教えは"問いかけること"です．少しでも疑問に思ったことは，どんなに単純で自明のことのようにみえても，「どうしてこうやっているの？」と問いかけてくださいました．その丁寧な確認のうえで，方針を示されるのです．それによって，自分たちOTがあたり前と思い込んでいたことで，本来は確認すべきことをたくさん気づかせていただきました．

　森田先生は，患者さんにも他職種にも同じように問いかけます．「それ，何でやの？」という関西弁で屈託のない問いかけによって，問われた側に新たな発見を与えてくださる名医でありリーダーです．素晴らしいリーダーには，あたり前のように進んでいることの中にある，決してあたり前でない何かを見抜く力があるということを教わりました．

Ⅲ. 精神科作業療法の醍醐味

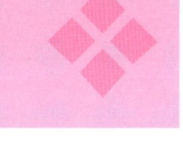

　総論にかえて，この本の副題でもある「精神科OTの醍醐味」を3点，挙げてみました．いずれも，精神科に特有のものだと僕が思っていることです．

1. 目的が心地いい

(1) I'm OK, You're OK（自信と他信）

　精神科作業療法では，損なわれた自己（同一性）や，失った自信の回復が，よく目的とされます．しかし，自信とは何でしょうか？

　ここで自信とは，「私」を信じること，つまりI'm OKと思えることだとします．しかし，いつも自分の努力だけで自信がみなぎるわけではありません．僕は，自信とはI'm OKに加えてYou're OKという「他を信じること（＝他信）」とセットで成立するものではないかと考えています．「他」とは人にかぎらず，作業で使う道具や物も含みます．この自他を肯定したときと否定したときとでは，どのような感情や思考の変化が起きるのかを，僕なりにまとめてみました（表）．他を信じられない，疎外感や他罰的思考のうえでのI'm OK（自信）は，僕の頭の中で本当の意味の自信とはいえません．ですから僕は，作業療法でI'm OK,

表　自他の肯定否定と感情・思考の関係

	You're OK	You're not OK
I'm OK	有能感, 建設的思考等	疎外感, 他罰的思考等
I'm not OK	劣等感, 自罰的思考等	絶望感, 悲観的思考等

You're OKを目指してきました．それを目的にすることが最も心地よかったからです．

日々の体調によって，目指している課題によって，予期せぬ出来事に応じて，作業療法の具体的手段は目まぐるしく変わります．それを見極められるのは，有能な先輩でもどこかの偉い先生でもありません．対象者と常に一緒に作業をしているあなたしかいないのです！　Are you OK?

(2) 志向性から生活までが変化するために

「Ⅱ．精神科作業療法の前提」でも書きましたが，僕は，作業療法の効果を短い時間軸で測ろうとは考えないほうです．たとえば，運動機能の向上を目的とした介護予防に関わるとき，ただどこの筋力が向上したかという評価だけで効果判定するのではありません．筋力向上をきっかけに日常生活に自信がつき，対象者自身が行動の変化を実感し，その新しい生活習慣（タバコをやめ，運動が好きになる等）を自分の健康管理にとって望ましいことだと思え（志向性の変化），その生活を継続すること，そこまでを考えることが重要だと思うのです．

同様に，精神科作業療法でも，精神認知機能の回復や向上を目的としながらも，一時的に認知機能や部分的生活技能が向上したかどうかだけでは効果を判断しません．向上した諸機能とともに，興味や関心，場合によっては希望までが変化することを期待します．その変化した志向性がどう自信につながって，普段の生活にどこまで生かしてくださっているか⁉　そこで作業療法の効果を判断したいと願ってきました．

(3) 社会にずっとつながっていたいと願えますように

ただし，志向性が個で完結する活動に終始してしまっては，持続可能性に危うさが感じられます．ICFでいう参加＝社会や人とどうつながっていたいと願えるかが，僕の作業療法の大きなテーマです．

「あの人はいいけど，この人とは絶対に一緒にいたくない」ということは，本当に多くの対象者から聞いた訴えです．一緒に活動する他者との組み合わせの工夫，これも精神科特有の必要条件かもしれません．ただ，後に示すように，必ずしもストレスが治療にとってマイナスに働くとはかぎりません．とはいえ，ストレスをもプラスに変えるためには，作業療法の時間内や作業療法室内でのアプローチではまったく足りません．環境へのアプローチ，そして作業療法の次，デイケアの次の活動の場，居住する場，働く場の開拓も必要になります．それらがすべてつながり継ぎ目のない支援になってこそ，対象者に「社会とつながっていたい」と思っていただけるのです．

2. 方法が楽しい

(1) 支援の量と質の調節をしながら（図1）

・いったいどれだけが本人ができること？（評価）
・本人はそれができたら自信につながる？（目的と作業の整合性）
・自信につながるようにするにはどれだけ支えたらいい？（支援量）

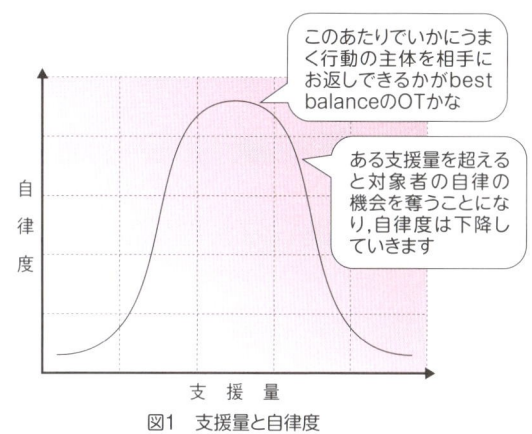

図1　支援量と自律度

- 多いほどよいわけではない，いつかは本人が自分で行うこと（自律）
- 少しずつ支えを本人の力に返していくタイミングは？（移行時期）
- 主体を本人に返していく具体的方法は？（自律への段階づけ）

このすべての過程（問い）に，媒介としての作業が役立つはずです．①種類を選び，②時間や量等の負荷を変え，③支援の質を変えられる．これが作業のいいところ．

- 今できたという感覚から，明日もできそうと思える感覚へ
- 退院しても自分でやるぞという意欲から
- これなら続けられそうという自信と習慣を目指そう！

(2) 喜努愛楽を駆使して

OTが行うことは
良質の作業を届けること．
心身が良質の器として機能できるように
そのときどきに必要最小限の作業を
準備共有し受け取ってもらえるまで
届けること．
実際の生活が変容し定着するまで
生きていることが「楽しく」なるまで
寄り添い工夫し汗水流すこと．
「喜努愛」……作業にはこれがあるから「楽しみ」続けられる．

(3) 私らしく生きることを作業で支える

べてるの家[2]のソーシャルワーカー向谷地生良さんが，「自分の中に基準をもっていいという基準を共有すると，失敗が失敗にならない」とおっしゃっています．これは僕がすごく共感できる言葉です．

少し言い換えると，「社会の基準ではなく，私の中の基準でいいよね」

とみんなが言い合える環境なら，ある人の失敗が別の人からみれば失敗とはかぎらなくなり，私らしさを認め合えますよ，ということです．その通りだと僕は思いますし，その多様性を認め共有するところがまさに精神科作業療法の醍醐味なのです．社会全体でこのことを共有するのは難しいことですが，作業療法の場面の中で，これを合言葉にすると楽しいですよ．

　僕は，規範に則るというのが得意なほうではないので，私らしく生きるということを支援しようとするとき，基準を対象者の中につくることから始めます．その方法は，作業をたくさんしたのちに，ただこう問いかけるのです．「これでいい？」と．

3. 結果が嬉しい

　作業療法で得られる結果は，対象者の幸福，希望ある生活．
　そこに立ち会えることが最高の喜びです．最近よく使われる言葉「リカバリー」は，この幸福や希望にあたるのではないでしょうか．
　リカバリーとは，「病気の種類や障害の度合いにかかわらず，よりよく生きること（Living well）」を意味します[3]．

　リカバリーの実現には，対象者と治療者，対象者と家族，治療者同士等の「相互支援」が欠かせません．
　連載したコラムにこんな感想を寄せてくれた後輩OTがいました．
　「患者さんと自分の関係や自分自身の能力，個性，そのアプローチが，

2）北海道浦河町にある精神障害等を抱えた当事者の地域活動拠点．「幻覚妄想大会」，「当事者による当事者研究」等で有名．
3）システムから変えたニュージーランド．RAC研究会，2007より

本当に患者さんに必要なものなのか．患者さんあっての私をしっかり捉えなければいけない，と患者さんとのアプローチを通して何度も振り返らせていただいているように思います．（中略）ただよいと思ったものをまねするだけではなく，自分自身の工夫や自分自身に合った方法，患者さんに合ったものを自分で模索していくことが大切ではないかと思いました」．

　嬉しい感想でした．ただ，僕たちが出会う対象者は，自分に合ったものを比べられるだけの安定した「私」や，他と区別して主張できる「私」を確信できる状態にあるでしょうか．もしもそのような「私」が不十分で未分化なら，精神科作業療法はまずそこを見極めるところからスタートします．

　安心できる「私」をみつけ，その「私」が他と余分に競うことなく自他を区別しながら，ちょうど自分にピッタリする服をみつけるかのように，さまざまな生活に必要なアイテムを身につけていく．その過程に寄り添えることが嬉しいのです．

Part 2

Catch a glimpse of senior OT mind!?

プロローグ
ある日の嬉しかった瞬間

　かつて僕が担当していた涼子さん（20代，女性）は，「幸せになりたいと思って何が悪いの？　何か悪いことでも起こるの？」，「楽に生きることを願うのはあたり前ですよ」という言葉を，僕から初めて聞いたといいます．つい最近まで，楽をしてはいけない，以前通っていたクリニックの先生からも，もう少しここに気をつけなさいとばかり言われ，苦労をすることが人生ではあたり前だと信じ切っていたそうです．

　彼女はこれまで，OLとしてどんなに標準以上の働きをしても，周囲の多くの人から，「それじゃ，まだ足りない」と言われ続けてきました．そして，いつの間にか自分自身でも「世の中は，このままの私じゃだめ」，「いつも気を張り臨戦態勢でないと，とんでもないことが起こる」と思うことがあたり前になっていました．事実，それに近い社会だし，仕事をしていればそんな状況に遭遇することも多いとは感じますが，自ら自分にそう言い聞かせる毎日というのは，本当につらかったことと思います．

　「病気を治し，薬を減らすことばかりに目が行ってしんどかった．どう考えたらいいかばかりを医師からアドバイスされてきたけど，全然楽にならなかった」とこれまでの医療を振り返ります．「最近は，子どもが眠ると運がよかったと喜べるし，夫とケンカしても，どうすればいいっていうのがわかってきて幸せ」，「私は最近，嬉しいとかよかったとか幸せという言葉を言ってもいいと思うようになった」と僕に話してくれました．作業療法でたくさんの時間を共有した後，僕が「生活習慣病みたいになってしまった癖を，新しく健康的な習慣につけ直す練習をしているって思ったらいいですよ」と話した日に，「それって，ケガの後遺症に取り組むリハビリと同じですか？　そう思うと肩の荷物が半分になる」，「今日は，いろんなメンバーと冗談話ができた．それでいいと思えた．これが息抜きなの？　これが生活なの？」と返してくださいました．僕の"作業療法が届いた"と思えた瞬間です．

　このような嬉しかった瞬間をいくつも，このあとのいたるところに散りばめてみました．

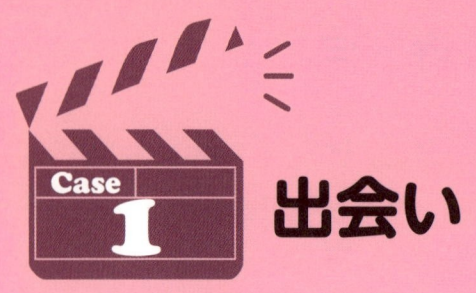
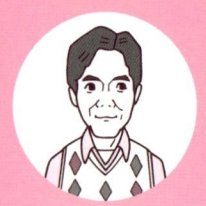

　まずこのコラムの連載を電話で依頼されたときの頭の中は……「どうしよう，苦労は買ってでもしておくものだって，ついさっきまで学生に話してて，この電話も目の前で聞いている．断れないよなあ」である．自分が努力していないことを，後輩や学生に要求などできない．自分の内面を確認しながら，伝えたい内容を確実に相手に届けることも，精神障害領域のOTの役目，と自分自身に言い聞かせ，汗かき恥かき文章を書いていきたい．

　さて，ケース1では，作業療法室での出会いを取り上げてみる．人生の希望を失いかけた当事者とご家族の苦悩に直面したときの，僕の頭を開放してみよう．

> 🎬 **シーン1　もう，治らんと思うんよ．**
>
> 　恵さんと僕が出会ったのは今から15年前．恵さんは作業療法が処方されてすぐに母親と一緒に作業療法室を訪れた．僕が数分間，作業療法の説明をしたところで，恵さんは背中を丸め，か細い声で「……私はもう治らんと思うんよ．お母さんは悲しむかもしれんけど，私はそれでもええと思うとるんよ」と話しはじめた．母親はそれを聞いて傍らで涙ぐんでいた[※1]．しばらくすると母親が「本人も私も毎晩泣いて暮らしている」と話し，当院に受診するまでのこと，これまで受けた医療への不信感をあらわにされた[※2]．それでも，

時間をかけて作業療法のことを伝えていくと，母娘の言葉も整理されていき❖3 "退院への意欲を取り戻し，家庭内で身の回りのことが一人で行えるように" という母娘共通の目標がみつかった❖4．こうしてOTとの歩みが始まった．

[事例紹介]

恵さん，女性，作業療法開始当初20代．中学校でのいじめや，それ以前の祖母や親戚からの心理的ストレス等の背景によって，15～16歳で統合失調症を発症．以来，いくつかの診療所で薬物治療を中心に経過をみてきたが，安定と再発を繰り返しながら病気が次第に悪化．自宅の自室にこもりがちとなり，何もする意欲がなくなっていた．身の回りのことも自分一人ではできず，入浴にも母親の介助が必要となったため，僕の勤めていた病院に入院．当時の主治医から初めて作業療法が処方された．

僕の頭の中では

❖1 口では「もうどうなってもいい」と言いながら，本心では助けを求めていることがハッキリとわかる方もいらっしゃる．焦りすぎがみてとれる方には「すぐに治そうと思わなくてもいいですよ」と伝える場合もある．

だが，当時OTの経験年数9年目の僕には，恵さんはまだまだこれからであるはずの自分の人生を本当にあきらめているようにみえた．助けを求めたくて「治らなくていい」と言っているのではなく，母親に「私を治すことをあきらめて」と訴えているようにすら感じられた．恵さんの言葉の重みを受け止めたからこそ，母親は横で涙ぐんでいるのだと確信し，同時に恵さんに対する僕の責任の重さを感じた．「治る治らないの話ではなく，生活をどう取り戻していくかという話になんとかつなげ

たい……」と僕のほうが焦っていた．

❖2 恵さんへの質問には，ほとんど母親が答えた．もう少し，恵さんと話したかった．でも出会ってすぐに，多くの安心を届けることは，僕にとってたやすいことではない．「この人は，これまで出会った人とは，どこかちょっとだけ違うな」，「もう1回くらいは会ってもいいかもな」，そのあたりをねらうのが精一杯だった．

まずはご家族の信頼を得ることが重要となる．これまでどのような医療を受け，それに対してどう感じていらっしゃるのか，できるかぎり言葉をさえぎらず，うなずきながら，母親の本心に近い思いを語ってもらった．そこに母娘が望む医療のヒントがあるからだ．聞きすぎるばかりでも作業療法にはつながらない．しかし，必ず作業療法をしているところを見ていただくぞ！

❖3 作業療法のフロアは広かったが，当時，静かに話せる場所はスタッフ控室しかなかった．細長い10畳程度の部屋に事務机と書棚が並び，ゆっくりと話すには雰囲気が足りない．母親の医療への不満と期待を聞き，僕が提供できそうなリハビリの具体的な話をした後，タイミングを見計らって「作業療法室を見て回りましょう」と提案した．恵さんはまだ，主体的に作業を選択できるような状態ではなかったので，言葉だけで「安心してください」とはとても言えない．作業療法をしている場所を見てもらい，作業を見てもらい，スタッフを見てもらい，なおかつ，この中で「あなたは居場所と作業とスタッフを選べます」，「何もしなくても，ここでほかの人のしていることを見ていてもいいですし，つらいときは病棟に帰ってもいいんですよ」ということを丁寧に伝えた．

ちなみに当時，スタッフはOTが僕1人で助手が2人だったので，作業も種類が少なく苦しかった（後にスタッフが増えてからは作業の選択肢も増えて，このようなオリエンテーションのときに本当に楽になった．"作業があってよかった"と思う瞬間だ）．

❖**4** 面接は数多く行ってきたが，言葉に頼るのは苦手だった．言葉での接点がみつからないときは，作業療法室すべてを使う．対象者と家族には，さまざまな人と作業と部屋のディテールが五感に伝わるはずである．色や形や，音も，匂いも，温度も，それらすべてについて，何かを感じ取っていらっしゃる．それを教えてもらうところから始める．

「この部屋は暑くないですか？」，「もう少し静かな場所のほうが話しやすいですか？」……．気遣いすぎても相手を疲れさせる．あたり前のことではあるが「あの作業療法室に通ってもいい」，そう思ってもらうところから，すべての作業療法がスタートする．こちら側の時間の都合等で言葉を性急に求めすぎ，その結果意欲が十分に感じられないからといって，作業療法の入り口を閉ざしたくない．慌てないように，数回に分けようか．目標を言葉にして整理するのは，それからでも決して遅くはないはずだから．

頭の中の底んとこ

僕にはこんな苦い経験がある．

僕が学生のとき，実習先の精神病院で，ある方に「私って，生きてて何かの役に立っていると思う？」と問われた．僕は言葉に迷い，「僕にいろいろと皆さんの困っていることを教えてくださっています」と答えたが，「たったそれだけ？」と呟かれた．

この出会いがどれだけ僕の人生にとって大きくても，目の前のこの人にとっては，何のメリットもない．「たったそれだけ」だったのである．そのとき，申し訳なさで頭の中が真っ白になり，目を合わせることすら怖くなった．この出会いを，"たったそれだけ"で終わらせたくない．そう誓って臨床を続けながら，ずっとこんな問いかけをしてきた．"何をどう返せば，わずかでも未来を信じ「この人と一緒に作業をしてみよう」と思っていただけるのだろう？"と．

何も返すことができなかった学生時代から20数年，作業療法を少しだけ知った今，やっとあの人にいくつかの答えを返せそうな気がしている．15年前の恵さんには届いていただろうか．

Side Story
僕も緊張の中で

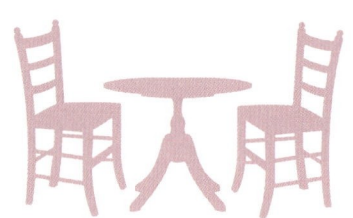

恵さんの証言

▽ 現在も恵さんと関わりのあるエリコOTからの投稿

　苅山さんと初めて会った日のことを，恵さんは今もはっきり覚えているそうです．先日，私に話してくれました．

　恵さんが，自分のことを心配しているお母様に向かって，「私はもう治らんと思うんよ，お母さんは悲しむかもしれんけど，私はそれでもええと思うとるんよ」と言ったあの後，作業療法の説明をしている苅山さんに，「この人はどこか今までの人たちとは違う，この人ならば，わかってくれるかもしれない」と感じたというのです．

➡本当に嬉しいことです．そう思ってもらえるだけで十分な出会いでした．

　自分のことも，周囲も信じることができず，他者からの目が気になって仕方がなかった恵さんが，苅山さんや，苅山さんと活動すること，活動したことが少しずつ信じられるようになるのは，大変なことだと思います．

　恵さんが，「この人は，ほかの人と違う」と感じたのは，苅山さんの挨拶からだったといいます．苅山さんは，恵さんとお母様が待つ部屋に，ノックをして「遅くなってすみませんでした．お待たせしました」と言いながら入ってきたそうです．その態度，またその後の，ホワイトボードを使った丁寧な作業療法の説明で，将来をあきらめかけていた恵さんは「この先生となら元気になれるかな」と思えた，と話してくれました．

➡ホワイトボードのことはついさっきまで忘れていました．そう，リハビリと回復過程のお話をしたかもしれませんね．

以来10年以上，恵さんはこの素敵な出会いを忘れたくなくて，寝る前に必ず思い出しているとまで言われます．
➡本当かなあ？　本当なら睡眠の妨げになってないかなあ？
　OTなら誰しも，初めての患者様との出会いには緊張し，不安がよぎります．私も，苅山さんと恵さんとのような素敵な作業療法を積み重ねられるようになると信じて，一つの出会いを大切にしていきたいと思います．
➡ありがとう．そう感じてくれる人が増えてくれることが，このケース1の願いでした．

出会いの前の出会い

　もう一つ，この出会いで大切だったのは，恵さんの母親からの信頼を得ることでした．保護者との関係，特に娘を思う母親との信頼関係の重みは痛いほど知っていたからです．僕はかつて，2番目の職場（精神科では最初の職場）で次のような大きな失敗を経験していました．
　春子さんは20代前半のてんかん性精神病の女性でした．ストレス耐性に乏しく，他者から少し嫌なことを言われたり，少し待たされたりすると，急に大声を出し，興奮して物を投げ散らかす行動が顕著でした．
　当時はデイケアがなかったため，外来の作業療法として関わっていく中で，それでも徐々に落ち着いた会話ができるようになり，作業にも取り組めるようになりました．しかし，家庭内では母親との折り合いが悪く，口論になる日が続いていました．
　ある日，作業療法の時間中に春子さんから「苅山さん，昨日もお母さんと口げんかになったんよ」と相談がありました．その内容を聞いた僕はひと言，「春子さんが悪いとは思えないなあ」と返したのです．春子さんは安心して帰宅しました．ところが，その翌日，本人から電話があり，「お母さんを悪く言うような人のいる病院にはもう行かせないと言われたので，今日から作業療法に行けません」というのです．1週間ばかり来院がなかったある日，春子さんが死を覚悟して線路上に立ち，電車を止めるという事件が起こりました．
　かろうじて大事には至らず，その事件をきっかけに，母親も僕と話す機会をもってくださることとなり，誤解が解けて再来院されるようになりました．僕が返したひと言が，あまりにも不用意だったと痛感しました．口論が重な

っている家庭内を想像すれば，母親と交わすやり取りの中で，売り言葉に買い言葉で「苅山さんは私が悪いと言ってないもの」に続けて，「だからお母さんが悪いということなのよ」と，言葉を付け加えられる可能性を想定すべきでした．命に関わるほどの僕の大きなミスでした．

　もちろん恵さん母娘の関係とは違うけれど，このときの経験から，どのような親子関係であろうとも，本人を守りたいと願うなら，家族全体を包み込めるような対応をしないと何も変わらないんだ，と深く心に刻みました．

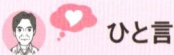 **ひと言**

　自分がどのような状態のときに，どのような悩みをおもちの対象者に出会うかなんて，誰にもわかりません．

　突然の大地震のようにすら感じる強烈な出会いの中，あるいは多忙で雑多な日常業務の中で，不安を抱く対象者に対して，落ち着いて作業や場に誘いかけることは至難の業です．ですから……どんな出会いも軽んじることなく，丁寧でホッとするようなオリエンテーションを実践できるOTが増えますように．

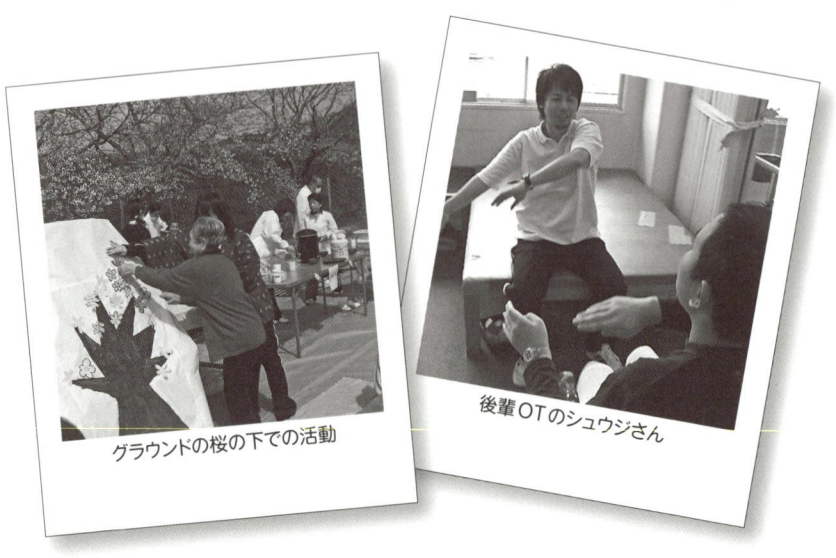

グラウンドの桜の下での活動

後輩OTのシュウジさん

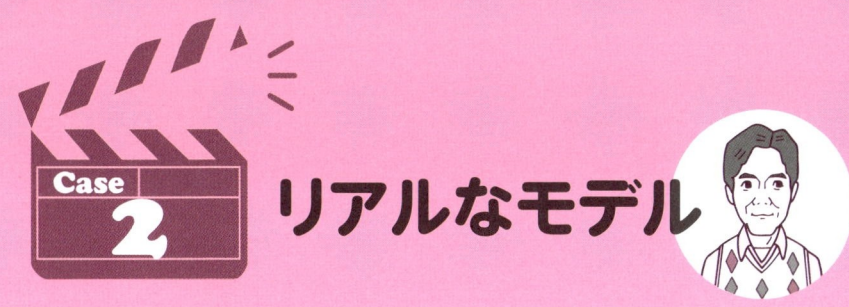

Case 2 リアルなモデル

　先輩 OT として，伝えたいことは山ほどある．だけど後輩は何を覗き見たいだろう．僕一人が経験したことを例に挙げて，そのときの頭の中を見てもらうのもよいが，悩んでいる後輩 OT と僕がやり取りした事例のほうがわかりやすいかもしれない．そう思って後輩からネタを募集してみた．ケース 2 は，そんな呼びかけに応募してくれた後輩 OT とのあるシーンから，そのときの僕の頭の中を振り返ってみる．

🎬 シーン2　泣く私もコピーしてもらう

　ある日のお昼休み，午前の訪問看護を終えたアスカ OT がスタッフルームに入ってきた．アスカ OT は経験 5 年目，訪問看護と通所授産施設という外来地域部門を担当していた．事務的な報告を少しした後，アスカ OT は訪問看護で対応している裕子さんとのエピソードを話しはじめた．

　「この間，訪問看護で裕子さんに『アスカ的生き方をすると楽かもね』って言われたんです[※1]．僕はうなずきながら聞いたのちに，ぽつりと「今度は，君が泣く日もあることを伝えないと，"楽しい私" も，"泣く私" もコピーしてもらうことが大切だよ」と返した[※2]．

　それから間もなくアスカ OT は，訪問看護の中で，"泣く私" もいることを伝えはじめた[※3]．そんなある日，生活に大切なことを

> いろいろと力説するアスカOTに，裕子さんは，「アスカさん最近，泣きましたね．また，苅山語録みつけましたね❖4」と返したらしい．

[事例紹介]

裕子さん，30代女性．20代前半で初めて受診．診断名は統合失調症．拒食，自傷行為等で入退院を繰り返していた．アスカOTと出会ったときは，週1回の診察，月数回のデイケア利用以外は自宅で過ごしていた．

在宅生活の中では，母親や自分に包丁を向ける等の行為がしばしばあった．訪問看護当初は，そのような行為をしてしまったことに対して自分自身を責める発言が多く，そうしてしまう（遠い過去の）理由を探そうとしてばかりで，どんな自分になりたいのか目標もモデルもみえずにいた．

アスカOTが対応を変えてからの裕子さんは，「えー，ほんとに泣くことあるの？　どうやって泣くの？」等とアスカOTの生活や対人関係に関する話題にも興味を示すようになり，やり取りの幅が広がったという．現在では，通所授産施設に週4日通い，安定した日常生活が続いている．

僕の頭の中では

❖1 アスカOTはとても嬉しそうだったが，別に有頂天になっているとは思わなかった．それまでの訪問の報告から，「私（アスカ）もいろいろ挑戦している．ともかくやってみよう．行動することから自分にできることがみつかる．できれば楽になるし，私も楽になることがこれまでたくさんあった」ということを伝えることで，裕子さんに活動へ再挑戦するよう促していることは知っていた．アスカOTのこの方針は，いいところまできている．うまいぞ．だけど，僕が裕子さんなら，これが続

くとちょっとしんどいかも．「楽かもね」という表現の中には，そうなりたい気持ちと同じくらい「なれそうにないわ」という気持ちを感じたような気がした．

❖2 もう一工夫ほしいなあ，とぼんやり感じながら，ほとんど無意識に「泣く私も……」という言葉が出てしまった．訪問での段階は進み，「アスカOTのようになれたらいいな．どうやって今のようになったのだろう？ マネできるところは，マネしてみようかな」というところまではきているようだ．ただ，アスカOTをどう捉えているかというと，たぶん，元気で明るくて前向きに物事を考えられるようなイメージだろうなあ．

アスカOTのどこを目標にしたとしても，自分とアスカOTが違うことに気づくときが，いつかは必ず訪れる．そのときに裕子さんに焦らないでほしい．アスカOTの一側面だけでなく，つらいときもあるリアルな生活者としてのアスカOTを丁寧に伝えてほしい．それも含めて裕子さんに，アスカ的生き方として捉えてもらえるなら，「アスカ的生き方をすると楽かもね」は真実になっていくはずだ．

❖3 僕も実は，アスカOTの訪問開始よりも6年前，この裕子さんと外来作業療法として関わり，そのときは寛解して作業療法がいったん終了となっていた．目標の一通過点として自分自身をモデルにする場合，泣くこともある自分を利用することは簡単ではない．自己の体験の中で裕子さんにわかるように弱さを表現しながらも，裕子さんの目標として失望されないように伝えなければ，そうなりたいとは思ってもらえない．

❖4 訪問看護のような一対一という狭い人間関係から活動を広げるためには，家族や関係者・医療従事者等を，話題に取り入れたほうが有効な場面は多い．初対面の人同士が共通の友人の話題で盛り上がることがあるように，共通の知人やその知人との共通の体験をわかりやすく利用することがポイントになりそうだ．

裕子さんとアスカOTは，共通の知り合いである僕を話題にして，思

い出話によく出てくる僕の言葉を「苅山語録」と呼んでいた．「語録をみつける」とは，何か解決の糸口をみつけたという意味である．この当時，アスカOTにかぎらず全OTスタッフに僕が厳しいフィードバックを返すことは日常茶飯事だった．覚えていないが，ちょうどこの日もキツイひと言を言って訪問に出したのだろう．そんなアスカOTのわずかな異変に気づいて，「泣いたこと」を見抜きながらも，それをアスカOTと無難にやり取りできるようになった裕子さんに感動し嬉しくなった．無難にやり取りができるということは，「リアルなアスカ的生き方」を目標として受け入れはじめてもらえた証拠だと感じたからだ．

🤔 頭の中の底んとこ

僕にもなりたいモデルはいくつかある．たとえばイーサン・ハント[4]やジョン・マクレーン[5]だ．敵につかまって大ピンチのときに，悪者に「どうした，いつものジョークは出ないのか？」って言われても，冗談を言い返して必ず最後には逆転する．キツイときにこそ笑って苦労を乗り越える，そんな男になりたいとは思うものの，「やっぱ僕には無理だな」とよくへこんでしまう．

裕子さんにかぎらず，自分の嫌なところや弱いところをいつもみつめてきて，それをなんとかして変えたいと願い続けている当事者．そんな当事者が，他者の器用な面，理想的に振る舞っている面等，強そうに見える一側面のみを目標にすることは，その人への信頼やこだわりが強いほど，無理を強いることにもつながりやすい．だから，OTが弱さを見せることを恐れていては作業療法の幅も狭まってしまう．逆に，お互いの弱さを確認し共有しながら作業に取り組めたときに，対象者とOT双方がエンパワーメントされる．僕にはそんな経験が数百回はある．決し

---

[4] トム・クルーズが演じた映画『ミッション・インポッシブル』シリーズの主人公
[5] ブルース・ウィリスが演じた映画『ダイ・ハード』シリーズの主人公

て大げさじゃあない．

①自己の弱さを認め，②自他を傷つけることなくそれを表現し，③希望のもてるリアルなモデルをみつけること．それがとても難しい現代だからこそ，作業の中で少しずつ，弱さや不器用さを確認しながらも，「工夫次第で十分に生活をしていける」，「それでもいいんだ」という，そんな生きる知恵と力をみつけていく．いつしかそれが僕の作業療法でのライフワークになっていった．作業を使いこなすことと同様に，自分自身を上手に使いこなせるOTになりたい．

Side Story

語録「らせん階段」

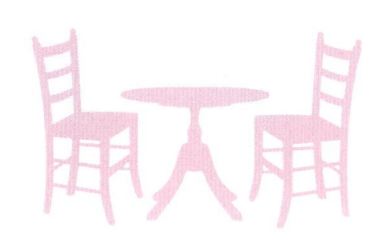

実習生時代のアスカOTは，「本当の対象者の気持ちは何でしょうか？」という種類の質問を繰り返すので，「本当なんてないよ」とよくバッサリと切り捨てていました．真実探しにこだわる彼女に別の視点をもってほしかったのです．それこそ本当のところはいくつもあるもので，多様性の中にこそ現実味があるし，いろんな答えがあるのが"本当の生活"であり，"本当の心"だと思うからです．

このシーン2のころは，裕子さんの目標となったアスカOTの何が，彼女に受け入れられるモデルになるか，それが最も大切だと思っていました．真実よりも現実味のほうがとても重要で難しいことを，すでにアスカOTはわかっていました．そんなアスカOTから，シーン2に出てくる「苅山語録」の投稿をもらったので，2つほど紹介します．

① 「らせん階段」．これは，ほんとによく出てきます．たぶん，裕子さんからの話題に，「いつも私は同じところで悩んでいる」というようなメッセージが多いから，私がよく使うのだと思います．

➡ らせん階段とは，図2のようなイメージです．「山登りにたとえれば，右

へ行けば右の景色,左へ行けば左の景色が見えて,いつまでたっても行ったり来たりしているだけに思えるかもしれないけれど,それは違う.少しずつ少しずつ登っているんだ.その足跡（成果）は,高いところまで登って振り返ったときに初めて感じるから,普段はなかなか気づかないんだ」というふうに,日々のリハビリを説明するときに使います.

②「行動9割,考え1割」.何か始めることに悩んでいるとき,必ず出てくる言葉です.これは,ある日の何気ない会話です.

アスカOT：「私は,どんなものも食べてから甘い,辛いって言いたいから,とりあえず食べる」

裕子さん：「苅山語録でしょ」

アスカOT：「何それ？」

裕子さん：「昔,『すごいしょっぱい塩水って人に言われても,僕は飲んでみてから一緒にしょっぱいねって言いたい』と言われたことがあるよ」

➡「行動9割,考え1割」.これはこのままの意味です.僕が作業療法の基本にしていることです."5：5"じゃない.考える10倍は行動して,生活は成り立っています.そのくらい多くの証拠がないと,頭（or心）は納得しません.だから,たくさん証拠を集めてから考えて整理しようという意味で,この言葉を使っていました.「らせん階段」と合わせて表現すると,もっと伝わりやすくなります（図2）.

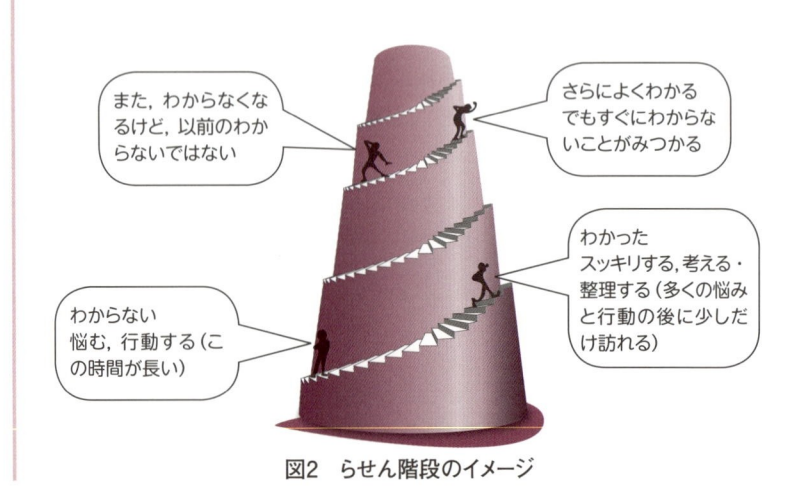

図2 らせん階段のイメージ

以前，一緒に働いていたマユOTからもこんな投稿をもらいました．

📩 マユOTの投稿

あるOT実習生（以下OTS）が，評価や会話等について，レポートを焦った結果，対象者に拒否されて困っていました．何度かのフィードバックを経て，対象者の気持ちに寄り添って焦らずに関われるようになってきたかな？　と思っていた矢先，再びOTSのペースを対象者に押しつけてしまい「またやってしまった」とOTSが大きく消沈していたときに，苅山さんの言葉を借りて「らせん」についてのフィードバックをさせてもらいました．「逆戻りじゃない」，「同じじゃない」と，OTSはまた対象者に向き合い続ける元気を得たようでした．私自身も，失敗し自信をなくしたときに苅山さんがされた「らせん」の話で，前に進もうとするエネルギーをもらいました．

➡ 「らせん」といえば，日本では恐怖映画をイメージするかもしれませんが，皆さんにはよいことが「く〜る〜，きっとくる〜，きっとくる〜♪」

Side Story
授産施設の片隅で

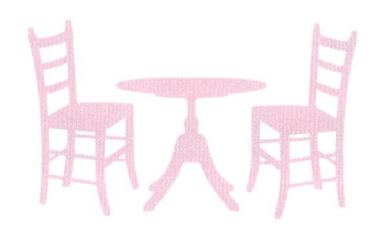

アスカOTと僕とは，授産施設に通所中のいずみさん（30代，女性）と3人でよく話し合いの場を設けていました．いずみさんは，心配なことがあると授産施設勤務時間終了後にまずアスカOTに相談し，アスカOTや施設長の判断で必要なときに僕が呼ばれます．僕の時間の都合がつくまで待ってもらうこともしばしばでした．誰もいない授産施設の作業場内で3人でいろんなことを話しました．

それをアスカOTは「自分自身を整理する，とってもいい機会でした」と言ってくれます．内容は「親孝行」や「結婚」，「女性と仕事」等，多岐にわたります．いずみさんとアスカOTが質問をつくって僕にぶつけてくるのです．どれも答えなんてなくて，でもこうやって話をしながら，また明日も前向き

になれることが大切だということで，たいていはまとまっていました．そして「どんな立場やどんな状況でも，皆が前を向いていられる，そんな社会になればいいな」と，これからすべき仕事を話し合ったものです．

　ここではその続きとして，僕が今の大学に移った後，アスカOTから受けた相談メールの一部をご紹介します．

▼ アスカOTのメール

　いずみさんのことです．最近，授産施設（製パン所）の利用頻度増加を希望されはじめました．理由は，「お父さんが退職してお母さんも働いてないから，私が稼がないといけない……」でした．理由はともかく，そろそろ利用頻度増加を希望するだろうなと感じていた私は，ドキッとしました．というのも，今の働き方では，施設スタッフの評価はあまりよくなく，利用頻度を増やすには，何らかの彼女自身の変化が望まれるからです．

　指導員さんの意見は，「ぼーっと立っていることが多いなあ，自分から動けることが少なくて……」とのことです．きっと，それだけならまだなんとかなると思うのですが，そんな様子を見かねて注意すると，今度は過剰な確認が始まり，仕事が進まなくなるのです．

　私には，スタッフの気持ちもわかります．忙しいときにかぎって，確認を繰り返されることが始まるとイライラするだろうな，と．

　この現状を踏まえ，彼女にいったい何を話せばいいか迷っています．今までの経過からすると「製パン所内での行動目標を」となるように思うのですが，私は，そうすることでまた彼女を追い込むのではないかと不安です．先生なら，どんなふうに指導員さんと彼女の間を探すのか，アドバイスをお願いします．

▼ 僕の返信メール

　吟じます（お笑い芸人の天津木村ふうに）．
　いろいろ悩んでいるときも～ぉ～お
　私らしく前に突き進んでいくことを忘れなかったら～ぁ～あ
　なぜだか，もうちょっと行けそうな気がするう～
　あると思います．

［中略］

吟じます．

誰かが思うように動いてくれなくても〜ぉ〜お

それを冗談交じり，笑顔交じりに伝えていけば〜ぁ〜あ

なんだか少しずつ気づいてくれそうな気がするう〜

あると思います．

　この場合，アスカOTが支援する対象はいずみさんと指導員さんの両方なのであり，双方にキミの真意を気づいてもらうのに時間は絶対必要．（シーン2の）裕子さんだって，ここまで来るのにどれだけの努力と時間を要したか．それと同じだけの時間はかかるという共通認識からでいいんじゃないの．通所日数を増やすか否かは，「仕事の具体的な処理能力で判断する」って，所長からビシッと言ってもらって，それで生じた緊張の部分をキミが薄めて，その結果を指導員さんにみてもらうってのはどう？

▽ 僕の返信への返信メール

　メールありがとうございます．今日，ちょうどいずみさんから話があると言われました．この間の通所日数を増やす件だな，と構えた私．とりあえず，親の話題として，自分の親子喧嘩のことから話してみました．

　「冷静に思えば，誰もそんなふうに私を責めるように，がんばるように言ってないのに，そのときはカッカきて，自分を責めるように考えてしまう．私ら2人に共通する傾向よね」と話すと，いずみさんにはなんだかかなり納得をしてもらえて，「だから，そのときカッカきてもこうやって話して，お互いに冷静に見直せたらいいよね」と話してくれて，あっさり相談は終わりました．結局，彼女も両親のセリフに対して"自分が背負わなければならないほどの強い期待"というふうにはもう悩まなくなったんだなと感じました．最後に，長く働けるように「今年は1日勤務の日が増えることを目標に，ぼちぼちいくね」と笑顔で帰っていきました．

　彼女を信じていなかったのは私かもと反省しています．彼女の言動や様子に，きっとまた前みたいに落ち込んでいくのでは，と不安になったのは，私でした．先生がコメントくださったように，私らしく冗談や笑顔を交えながら，伝え続けようと思います．先日OT雑誌に投稿した文章にも自分でそんなことを書いていたのに，先を急いだのも先を見て不安になったのも，私だったと思います．ありがとうございます．

➡よくもまあ，あんなふざけたメールを返して，とお嘆きの読者はいらっしゃいますか？　アスカOTは，このような冗談交じりのメールから真意を汲み取って，理解できたことを必ずまとめて返信してくれます．僕よりも数段まじめです．だから，そんな彼女の姿勢を少しだけ崩したくて，天津木村をマネしたメールにしてみました．お笑い芸人のネタは，対象者にも後輩OTにも，よく共通の話題として利用しています．

関連するメールを，別の日にエリコOTからももらいました．

▼ エリコOTのメール
　対象者と接するときには，相手のペースに合わせることが重要です．しかし，慌ただしいとき，忙しいときにわざとこちらの足を止めるように訴えてくる対象者がいます．「どうしてよりにもよってこんな忙しいときに？」，「そんなことどうでもいいじゃない！」，「いつもはそんなこと言わないのになぜ今そんなこと言うの？」と思うような訴え．そのKYとも言いたくなるような要求に答えられるか否かは，職員の技量の問題にも思えます．でも，ばたばたしている中，突然足を止められたら，ゆっくりと平静を装った対応などできはしません．対象者はこちらのこの胸の内をすべて見透かして，私を試しているのではないだろうか——そこまで思っていてもなお苛立ち，つい怖い顔をして，受け流したり後回しにしたりしてしまいます．この対象者の行動をどう捉えれば，もっと優しい対応ができるのでしょうか？

➡まず，直感的に思うのは，いつも忙しいときにかぎって，ではないと思います．実際そうかぎってではないし，たとえ明らかに忙しさが重なる日があったとしても，僕は統計学的にそんな日も当然起こり得ることだなと割り切るようにしてきました（忙しさが顔に出ることはしばしばですが）．

　この質問の答え，つまり「優しくなるための対象者の行動の受け止め方」のヒントは，①本当はいつもじゃないよね，あなたが待ってくれる日もあるものね，と対象者のgood pointを思い起こす，②マーフィーの法則[6]のように，重なるときは重なるもの．それが日常であり，それが生活なんだと思ってクールダウンする，③対象者の生活史を振り返り，「この生活史からなら，今の行動もうなずけるなあ」と納得いくまで，今起こっている現象の理由を探す，が通常のアドバイスかな．

でも，これだけではないはずです．自分の日常を冷静に振り返ってみましょう．ヒントはまだまだあるはずですから，いろいろと試してください．

Side Story
肯定できる理由探し

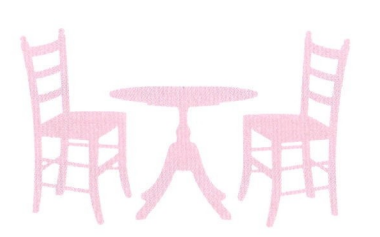

上のヒント③に関連して，アスカOTへ送ったメールを紹介します．

▼ アスカOTへ僕が送ったメール

働けるようになっても「私ってズルイ？」と聞くことがなかなか減らないいずみさん．その彼女も今では随分と授産施設で働けるようになってきた．皆がイラッとする言葉をキミ（アスカOT）が笑い飛ばせるのは，いずみさんの何を理解しているからだろうか．少し考えてみた．

いずみさんは，幼いころから身体の障害と生き，悩み，弟や両親，友人との間でバランスをとりながら，周囲の援助をもらいながら一生懸命生きてきた．そんな中で「たくさんSOSを出す」というパターンを自然に身につけたとしても，そう不思議じゃない．

簡単にSOSが繰り返されれば，そのいずみさんに対して，「いずみさんはズルイよ，助けてとばかり言って」と返されることはあったかもしれないなと思う．この長い歳月をかけて刻みこまれた考え＝「私はズルイ人かも」を，いずみさんは今新しい仕事を身につけながら修正しようとしている．だから，授産施設で援助を受けながら働けるようになったからといって，そう簡単に対人パターンまでは変わらないし，時間はかかってあたり前．僕はそう思っている．

---

6) マーフィーの法則：「落としたトーストがバターを塗った面を下にして着地する確率は，カーペットの値段に比例する」等，先達の経験から生じた，ユーモラスに富み，しかも哀愁ただよう数々の経験則をまとめたもの．「泣きっ面に蜂」のようなことは，自分にだけではなく世界であたり前にいつも起こっていることだと苦笑させられる法則．

僕たちが出会ったときのいずみさんは，精神面のダメージがピークだった．今ずいぶん安定してきた彼女がみせてくれているのが，精神面での病前の彼女だったとしたら？……そう考えると「私ってズルイ？」とよく口にするようになったのも不思議ではなくなるし，大きな問題とも思えないよ．
　僕やキミ（アスカOT）は，言葉にはしにくいけど，そんなこれまでに至る経緯をよいほうに想像すること（肯定的な理由探し）が簡単にできてしまう性格なのかもしれない．僕も誤解されやすいタイプだから（笑），人を悪いように誤解するのが好きじゃない．あの人のことが理解できない，「どうして？」とマイナス感情を抱いてしまったとき，「これだけのことがあったら，今の反応になるのもうなずける」っていうところまで，現在の状況を感情的に受け入れられるようなエピソードを想像できると，また一歩対象者に近づけるような気がする（あると思います）．

ひと言

　簡単なことは，毎日気にも留めずにしています．反面，難しすぎることは，取り組む気持ちすらわかずに放っていませんか．毎日取り組める目標って，ウルトラマンのように大きくて強くて誰にも負けないものじゃないですよね．もっと身近でリアルで地道に作業をしていたら，いつかはなれそうな，そんなモデルのような気がします．
　明日には明るい希望を，今日には等身大の自分よりちょっとだけ大きめの目標を，一緒に探してくれるOTが増えますように．

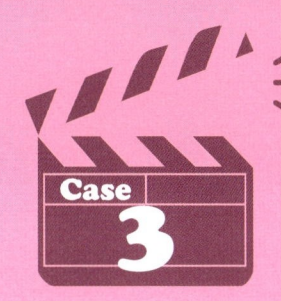

Case 3 どこまでが「ボク」

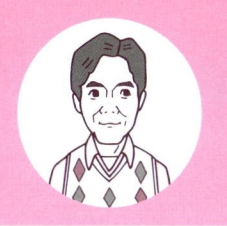

作業療法って，作業と場を通じて自他を確認しながら進めていくものだけど，こういった執筆活動っていう作業はものすごく孤独なんだなあとしみじみ思う．でも，僕が出会ったころの圭さんは，孤独以前のつらさを抱えていた．今回は，道具と自分との接点をみつめていた圭さんとの体験から，僕の頭のど真ん中が学んだことを覗いていただきたい．

🎬 シーン3　ボクにはできません

　僕が経験年数6年目（精神科では4年目）のころ，当時勤めていた作業療法室には，広いラウンジがあり，午前中にはそのラウンジで喫茶活動を行っていた．ここでは，少しずつ場や人に慣れてきた対象者が，作業を通して自分に自信がもてるようになること等を目標として，個々がそれぞれに喫茶の役割を担って作業を行っていた[※1]．

　作業療法を開始したころの圭さんは，ラウンジに隣接する小さな別室で，食パンをオーブンで焼き，パン用のナイフで半分に切り，一方にジャムを，もう一方にバターを塗ってウエイターに渡す係をしていた．開始から1カ月近くが経過して作業ができるようになっても，彼はずっとか細い声で，「ボクにはできません」，「うまく切れません」と言っていた[※2]．

　開始から約3カ月，僕はいつものように「パンがうまく切れませ

ん」と小声で話す圭さんに，「それじゃあ，パンナイフを新しいのと取り替えてみましょうか？」と問いかけ，小さくうなずかれたので新品のナイフと交換してみた❖3．
　圭さんに数枚のパンを切ってもらった後，「新しいナイフはどう？」と聞いてみると，「切れました……」，しばらくおいて，「ボクは悪くなかったんですか」とつぶやかれた❖4．

［事例紹介］

　圭さん，男性．作業療法開始時20代．診断名は統合失調症．幻覚妄想等の陽性症状が顕著となり入院となった．急性期の受け入れ病棟で約4週間の治療を経て，主治医から「病棟内で精神症状はかなり落ち着いた．家庭に戻って生活する前に，自分にまったく自信がもてていない圭くんに，作業療法で何かできることをみつけてもらえないだろうか？」と優しい口調ながら，鋭い眼差しでオーダーを受けた❖5．
　先ほどのシーンの数日後から，圭さんはウエイターとしての役割も担いはじめ，自らラウンジで注文を受け，一人でお客にトーストを運ぶようになった．それからさらに約2カ月後に，自宅へ退院された．

❓ 僕の頭の中では

❖1　広いラウンジには，見慣れた入院中の人，まったく知らない外来の人，そのご家族や友人等，毎日本当にいろんな人が出入りしていたので，憩えるような場の維持が，なんて難しいんだろうといつも頭を悩ませていた．午前の約2時間半でつくる飲み物やトーストの数はおよそ100品．忙しいときには満員の居酒屋のような雰囲気にもなった．
　圭さんには，トーストの係を行ってもらい，その役割を果たし他者の

役に立つことで「自分」に自信を取り戻してほしかった．僕は，役割を担うことさえできるようになれば，自信はついてくるものだと思い込んでいた．

❖2 1枚の食パンから2種類のトーストをつくる過程の中で，圭さんにとっては，このパンを切るところが一番難しいようだ．一見するとほかにも難しい過程はあるのに，どうしてそこなのだろう．ときおり作業の手が止まるので，最初はたくさん手伝った．オーブンへ入れる動作にも，僕がパンを指差し「これをここへ入れて」等と援助が必要だった．

でも，今では徐々に援助も必要なくなり，一人でうまく切れるようになっているのに，いったい何のことを「ボクにはできません」って言っているのだろう．当時の僕には"何かがしづらいのかな，何かが納得いかないのかな"くらいにしか思えないまま，圭さんにとってできるかぎり楽に，見栄えよくトーストが完成するように，毎日作業を一緒に行っていた．

❖3 小さくだが，それまでよりも少しはっきりとしたうなずきに感じた．何か変化を受け入れてくれるチャンスなのかも．"圭さんの気分が少しでも変わりますように"，それだけを思って，ナイフを新しいものと取り替えてみた．パンナイフは別にさびついているわけでも刃こぼれしているわけでもなかった．まったく同じものが手に入らなかったので，刃の形状は似ているものの，少しだけ柄の太いパンナイフに替えた．後で僕もパンを何枚か切ってみたが，腕から伝わる切れ味の違いはほんのわずかなものだった（気のせいかも）．

❖4 この言葉に僕は衝撃を受けた．圭さんはこれまで，道具（ナイフ）や材料（パン）が，どんなに自分にとって条件の悪い（切りにくい）状態であったとしても，結果（思うほどうまく切れないこと）はすべて自分のせいにしていたんだ．圭さんにとってはナイフやパンまでもが"できないボクの内側"だったんだ．しばらく僕はどうしていいかわからな

かった．

　でもすぐに圭さんの顔が，何かホッとしているような表情に見えて，勝手に嬉しくなっていた．自分とナイフは別のものなのかもしれないと感じはじめてくれたんだ．そして，道具（自分じゃないもの）が変わったら，結果も変わることがあるということを，作業の中で感じ取ってもらえたんだ．

❖5 とてもストレートでわかりやすいオーダーだったので，当時の僕でも力が入りすぎることなく，やる気がわいてきたのを覚えている．クリティカル・パスの先駆けだと思うが，現代風に入院予定日数から逆算して，スケジュールとOTのやるべき範囲が決められるような窮屈さはまったく感じなかった．対象者にとってもOTにとっても，この差は大きい．

　どこまでが作業療法かを問うことと，どこまでがボクなのかを問うこととはどこか似ている．「すべて自分が悪いから」あるいは「すべて相手が悪いから」と言って立ち止まってしまう臨床は，お互いにとって不利益になる．①何かに触れて他を確認し，②自分と他との接点や違いをみつけ，③そのみつけ方次第では，自他を責めることなく信じられるようになっていく．僕は圭さんから，作業療法のすばらしい"切れ味"を教わった．

頭の中の底んとこ

　圭さんは，道具が変わったときの身体感覚から，道具を使ってトーストを"つくっている自分"を感じたのかもしれない．自信がなかなかもてなかったのは，この"自分がつくっている"という感覚が不十分だったからだと思う．自分を確認するまでに，圭さんにはいったいどれだけの作業が必要だったのだろう．期間は？　作業の種目は？　援助量は？　等，すぐにいくつもの疑問が僕の頭の中を駆け巡った．ここではそのうちの作業期間について振り返る．

僕が今同じ状況で圭さんに出会ったとしても，約3カ月の作業期間を，1カ月にまでは短縮できないだろう．このシーンの経験があるから，たぶん当時の僕よりは，少し早くタイミングをみつけ，道具（ナイフ）を交換するとは思う．でも，圭さんが自分を確認するためには，道具を替える瞬間だけでなく，一緒に作業した多くの時間が必要だった．パンを切る作業から何かの違和感や不具合を感じるために要した時間．それがイメージだけでなく身体に記憶されていく時間．僕がどんなに熟練しても，本人が自ら作業を行い，安心して他を感じられるだけの時間と経験を保障できない（僕が待てない）かぎり，同じ結果は期待できないと今でも思う．だから，「ナイフを替えましょうか？」と問い，圭さんの気持ちが動いたと思えるうなずきを見るまでは，一緒に作業をしていたい．圭さんのあのうなずきを，今の僕はどれだけ待つことができるだろうか．

Side Story

つまらない人間です

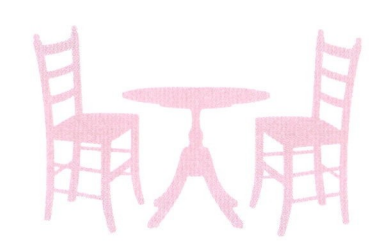

　　✉ 僕が大学に移ってから就職したサエOTからの投稿
　私は，精神療養病棟を担当させていただいており，圭さんと，ある患者さんが私の頭の中で重なりました．徹さん（30代,男性，統合失調症，大学を卒業し職を転々としながら人間関係がうまくいかず発症した人）です．
　徹さんは，一緒に誕生日会の企画・運営（誕生日会実行委員）を行ってくださる5人のメンバーの1人です．徹さんはいつも自分を「僕なんて，つまらない人間です」等と悲観的に捉えられ，できる能力に気づいていないような，なかなか認められないでいるような人に私は感じていました．そんな徹さんに私は，もっと自信をもってもらえたらなぁと常に思っていました．そこで，圭さんのときに苅山先生が思い込んでいたように，私も徹さんが役割

を担うことで自信がつくのではないかと思い，誕生日会実行委員に誘ったのです．

そして委員の仕事として，几帳面でよくメモをとる徹さんだったらと思い，メッセージカードの宛名書きをお願いしました．徹さんは整った字でさらさらと戸惑うことなく書かれ，字がうまいことをほかの実行委員から褒められると恥ずかしそうに下を向いて笑っていました．実行委員がいったん終了する際，感想を問うと「皆さんのおかげでできました」とおっしゃっていました．また，「つまらない人間ですが，皆さんと一緒にやってみようと思います」と少し意欲的な発言を聞くことができました．

でも，"自信がなかなかもてなかったのは，自分がつくっているという感覚が不十分だったから"とケース3にあるのを読んで，宛名を書いた徹さんを思い出してまさにこれではないだろうかと私は思いました．いまだに徹さんからは「つまらない人間です」という言葉が聞かれ，ほんの少しでも徹さんに自分がやっているという感覚を感じてもらえているのだろうかと不安が消えません．それは，私が指示や援助をしすぎているのではないか，徹さんのできることに気づけていない私がいるのではないか，徹さんには期間が短すぎるのか等と思ったからです．

まず徹さんには，自分がやっているという感覚をたくさん経験してもらい，気づいていただけたらと思いました．そのために，私も「一緒にやってみようと思います」と言ってくださった徹さんと一緒に，ご本人自ら作業を行い，安心して他を感じられるだけの時間と経験を保障し，工夫をしながら作業をたくさん重ねていきたいと思いました．

➡ありがとう．とても嬉しい気づきです．ただ一つ「役割を担うことで自信がつくのではないかと思い込んでいた」ということですが，この投稿を読んであらためてシーン3を思い返してみると，たぶん僕はあのころ，それほど思い込んでいなかったのかもしれません（シーン3の❖1には「思い込んでいた」と書いたけどね）．つまり，「これで本当に自信がつくのだろうか」と常に僕自身の作業療法に自信がなかったというか，よい意味で言い換えると，常に点検をしていたのです．「どうしていつまでも圭さんの自信につながらないのだろう？」，「きっとこの作業療法のどこかが違うはずだ！」とずっと迷いながら，その違うところを探していたと思うのです．だから，圭さんにとって最も大きな課題，「私」と「他」の境界が曖昧なところに，気づかせ

ていただく機会を得たのだと思います．

Side Story
私と私以外の境界線「間」

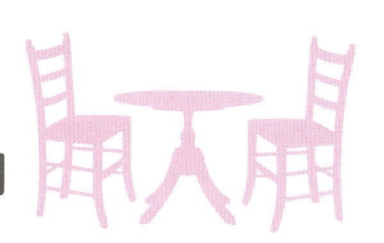

　2009年の春，地元広島県三原市のフォーラムでお話をさせてもらう機会をいただきました．いつもながらの勝手な話ですが，どんな街づくりを目指すのかというテーマに対して，「手間暇」を迷惑と思わない街，「手間日間」としてそれを大切に思える文化をつくりましょう！　と締めくくりました．すると後輩OTから，僕がなぜ「間」を大切にしているのかという質問を受けました．僕にとって，「間」とは"次"や"他"との境界線となるものです．すなわち，今の自分や他と異なる自分を守ってくれるもの，ということです．だから，私らしくあるためにも，必要不可欠なものだと思っています．

　たとえば折り鶴を折るとき，もしも本人が1～2回しか紙を折ったと自覚できていないのに鶴が完成していたら，「私」が折り鶴をつくったと思えるでしょうか．私が今，力を加えて（身体を使って）紙をこれだけ折ったと自覚してこそ，私がやったと思えるのです．私がやったと自覚できなければ，満足感も自信もあり得ません．「間」とは，自分と他を認識するために，必要不可欠なもの．それだけにとどまらず，満足や自信を確実に自覚するために必要なものです．だから大切にしています．それだけなんです．

　僕たちセラピストは，技術が上がるとスピードが求められます．それが現代の常でしょう．ただ，もし結果を焦って，OTが対象者よりも先にしてしまったり，言葉で答えを言ってしまったりしては，対象者にとってのリハビリにならないことがたくさんあります．「間」を奪っているのです．

　口や手を出したい今そこで，ほんの少しだけ待てる，というそのことが対象者の行動変容につながることをどこまで信じられるか．これは対象者のことを適正に評価しているかどうかのみでは決まりません．セラピスト自身がどこまで待てるのかを冷静に評価することが不可欠です．くしくも日本語で

人を"人間"と表現することは，僕のイメージにピッタリとあてはまります．

　この「間」に興味のある人は，木村敏先生の『自己・あいだ・時間』や『あいだ』（ちくま学芸文庫）等をご参考に．ああそうだ！　漫才や落語のDVDもいいかも．「間」の長さやタイミングの勉強になります．

> **ひと言**
>
> 綺麗にできあがることに捉われすぎていませんか．
> 　道具に触れ，材料に触れることで得られる多くの感覚．その感覚から，作業を駆使する作業療法が始まるような気がします．

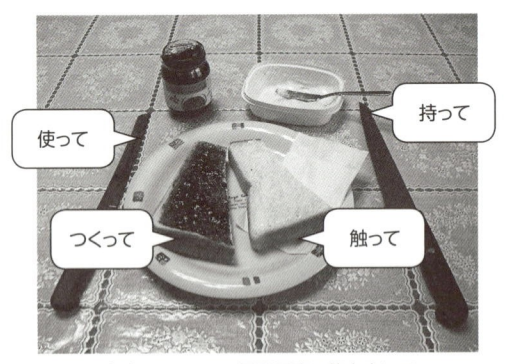

当時のメニューの再現写真：苅山宅にて

Case 4 目盛りを探そう

　今回は後輩OTからの応募ネタの第2弾だ．ケース3は物と人との接点から自分や自信を取り戻すことの一部をお伝えした．今回は人と人との接点を考える．対象者がスタッフに助けを求める際における，何らかの援助を期待する対象者の心の動きと，OTによる援助のバランスのお話である．このシーン4でミキコOTが悩んでいることは，多くのOTにとって，いつも悩み試行錯誤していることではないだろうか．

🎬 シーン4　助けて！にどれだけ応えよう

　政夫さんが「ねえ，訓練のこと詳しく教えてくれる？」と経験年数12年目のミキコOTに近寄ってきた．主治医から，訓練は慎重に進めるように指示されていたミキコOTは，「たくさん運動すればいいというわけではないんです．やりすぎて，よけいに足腰が痛くなったらいけないでしょう？　今はここでの訓練で十分だと思いますよ」と伝えた❖1．

　その後，政夫さんが訓練台へ移るとき，政夫さんの体が傾いていたので，ミキコOTは，ゆっくりと政夫さんの上体を起こしながら移乗を介助した．すると政夫さんは「靴を脱がせて」と言った．「自分で脱げるでしょう❖2」と返すと，政夫さんの体幹はますます傾き，動作も緩慢となりなかなか靴が脱げない．ついに見かねたミキコ

OTは「あまり調子がよくないですか？　じゃあ少し手伝いましょうか」と靴を脱ぐ介助をした❖3.

　しばらく暗い表情をしている政夫さんを見て，ミキコOTは，腹筋運動のやり方を褒めた．すると政夫さんは急に笑顔になり，ものすごい勢いで腹筋運動を行いはじめた❖4．「それはやりすぎです」と言いながら慌ててミキコOTが止めようとすると，政夫さんは急に運動をやめ，すねるような表情をみせて「怒っとる？」とミキコOTに尋ねた❖5．

[事例紹介]

　政夫さん，20代，男性．診断名は外傷性精神障害．不全四肢麻痺により普段は車いすを使用し，閉鎖病棟の個室で1日の大半を過ごしている．作業療法室では音楽鑑賞等のグループ活動のほかに，ほぼ毎回，関節可動域（ROM）訓練や歩行訓練といった身体機能訓練を，自分がその日に指名したOTと個別に行っていた．

　会話の中で他者によく「怒っとる？」と聞くのだが，本人はそれを"口癖"だと言う．孤独感や寂しさを訴えることが多く，不安になりやすい．感情が不安定なときには，体幹が傾き動作が緩慢になることがよくあり，ときには他者や自らを傷つける衝動行為もみられた．

❓ 僕の頭の中では

❖1「よけいに足腰が痛くなったらいけないでしょう，……十分だと思いますよ」と返したときのミキコOTの真意（そんなにしなくてもいいんですよ）は，届いていない感じだな．政夫さんにとっての「訓練」って何だろう．それに政夫さんは，「教えて」っていう言葉で，どんなこ

とをどれくらい要求しているのだろう．大雑把にいえば，「訓練」は「身体を治す作業」で，「教えて」は「たくさん触れてもらいたい」くらいかなあ．もちろん，別の解釈も山ほどできる．だけど，まず僕が考えるのは，その人のもつ言葉でどういう意味に近いのかだ．その単語の本来の意味をこちら側から伝えて，理解してもらおうとするのではなく，対象者の世界の言葉を教えていただくところから始めよう．

❖2 政夫さんに自分で靴を脱ぐ能力があるのは，これまでの対応で確認済みである．しかし，それがいつもしているADLにはなっていないようだ．ただ，「自分で脱げるでしょう」という言葉は，政夫さんにどのように届いただろうか．「脱げるでしょう」のその先にあるのは「だから一人でやってくださいね」だ．❖1とは逆に，今度はそれがストレートに伝わりすぎるだろうな．「○○できるはずです」という事実を伝える言葉よりも，「○○できますか？」等といろいろ確認してみたい．

❖3 これを繰り返すと，調子がよくないときほど手伝うというルールが2人の間にできてしまいそうだ．僕ならどうしただろう．今日のミキコOTみたいに言う日もきっとあるだろうな．ただ，❖2からの流れで確認することに重点をおくと，「どうしたの？ 靴が脱ぎにくいの？」，「（靴やその周辺を指差しながら）ここまで手が届きますか？」，「（全然別の場所等も指差しながら）こんなふうに手が動く？」，「（結果によらず）じゃあ，ちょっとここら辺を触ってみましょうか？」，「（下腿あたりをさわり）ちょっと足を浮かせてみようか？」，そうやって靴が脱げるきっかけをつくり，なるべく無意識に動いてもらおうとするかな．

介助に時間をいただき，同じ声かけをするなら，たとえ靴が一人で脱げなくても，靴を脱ぐ動作と同じくらいの運動はしてもらいたいな．そうでないと，身体機能がどうであれ，「動けない」と言えばスタッフに援助してもらえる（自分は動くことなく靴が脱げる）ことになってしまうから．そして，政夫さんの大切なリハビリの時間がなくなってしまう

から．

❖4 褒められることが好きなんだなあ．もしかすると，政夫さんにとって❖1の「訓練」っていうのは，僕らにとってのスポーツ大会くらいの大きなイベントなのかな．そこで褒められることは，そのスポーツ大会で優勝するくらいの嬉しさなのかもしれない．でも，いつもそんなイベントに挑戦するつもりで訓練していたら，どんなにしんどいだろう．さあ，どこでどう調節しようか．褒め方？（そんなにものすごく喜ばないでって），それとも訓練の意味づけ？（それほど大きなイベントではないよって），だけど，これもストレートに伝わりすぎると，一気にやる気の芽を摘んでしまう．作業療法って作業で調節できる条件がいっぱいあるし，調整できる度合いがとても広い．少しずつ順番に調節しないと，あれもこれも一斉に変えてしまうと，どれが大事だったかわからなくなりそうだ．

❖5 そうか，政夫さんには，怒っているように見えるのかぁ．ミキコOTは作業療法室で，とても真摯で誠意のある言葉遣いや対応をしているし，このときも例外ではない．でも，政夫さんにとって怒られたように見えるのなら，OTが示すメッセージのどこかに，そう見えてしまうような，政夫さんにとっての大きな変化があるのかな．「こちらはそんなに大きな態度の変化は見せていないですよ」と説得するのは，的外れだろうな．ちょうどよい伝え方がきっとあるはずだ．丁寧にそれを探そう．ちょうどよい伝え方の目盛りは，僕たちが普段見たり使ったりしている世界の目盛りよりも桁外れに細かい（または大きい）かもしれないから．

🗯️❗ 頭の中の底んとこ

だからこそOTには，対象者が援助を受け止めるときの目盛りを，より丁寧に察知する技術が必要になってくる．政夫さんは，注意ほどでは

ないアドバイスに怒られたと感じ，絶賛ほどではない褒め方に大喜びしていた．OTが意識していないような小さな変化を，いとも簡単に察知できる対象者．そんな対象者のことを僕は，"僕にはない能力がある人"といつも感じてきた．OTの意図を正確に伝えるためには，対象者のもつ能力をもっと知りたいと望めばいい．そのときに，"対象者にとって作業がもつ意味の大きさ"を，OTがどんな目盛りで受け止めようとするのかが鍵となる．

対象者にちょうどよく伝わる目盛りを1つでもみつけられるよう，OTとして伝え方と受け止め方のダイヤル調整を繰り返したい．そのために対象者に触れ，一緒に作業し，その人から見える世界を教えてもらうんだ．共有した一見小さな言動が，「僕にとっての大イベントくらいに，あなたにとっては大きなことだったんですね」と素直に思えるまで．

Side Story
政夫さんとのその後

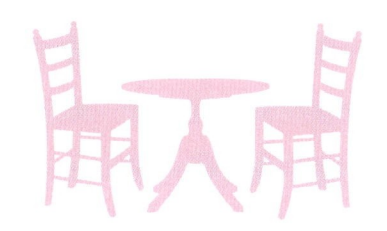

▽ ミキコOTからの投稿

気持ちの切り替えが少ししやすくなった政夫さんは，体が傾く頻度も減りましたが，「(作業療法室から) 帰りたくない，死にたい」という発言がときどき聞かれました．そんなとき私が，彼が安心できる材料を考え，それを言葉で伝えようとしても，かえって政夫さんの混乱を助長することも多く，私は政夫さんにとっての"ちょうどよい目盛り"や"伝え方"を探しあぐねていました．

そんなある日，希望者でグラウンドゴルフをする機会があり，それに政夫さんも参加しました．グラウンドゴルフ中，政夫さんは「しんどい」と言うことなく，熱心に他者のプレイを見て驚いたり褒めたりしていました．自ら

車いすから立ちあがりボールを打つ等，実に自然に生き生きとしている政夫さんに，私は思わず「センスありますね」と言いました．すると政夫さんは，「事故してても？（頭を指し）ここを怪我した」と暗い表情で言ったため，私は"嫌なことを思い出させた"と思い，「大変な怪我でしたね．でも少しずつ打ち方がうまくなって，ボールもよく飛んでますよ」と，彼の打ったボールを指して声をかけました．すると政夫さんはパッと何かに気づいたような表情になり，手応えを感じているような口調で「そうじゃね」と言いました．

　うまく，表現しにくいのですが……，私は政夫さんが，心から納得した様子で「そうじゃね」と言ったとき，"今，政夫さんは作業を通して，言葉（よく飛んでますよ）が実感として受け止められたのだなあ"と思いました．"言葉だけでは限界がある．そこに作業があるからこそ，言葉が生き，その人の自信につながるということ"と，"私が言葉に頼りすぎて，対象者の方々と作業を共有することを怠っていたこと"に，あらためて気づかせていただきました．

➡見事に作業（グラウンドゴルフ）を使って，現実と認識（政夫さんが前向きになれる実感）をつなげられましたね．ミキコOTは「怠っていた」と，自分を責めるような言葉でくくっているけれど，そう反省しないほうがいいと思いますよ．ほんのわずかだけ言葉に頼りすぎていたのが修正できた，そう振り返ることが自分自身を伸ばす目盛りの付け方だと思います．

Side Story

後輩OTの視点

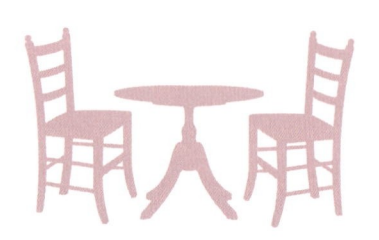

「片づけはいいですよ」

　政夫さんと関わりをもった3人の後輩OTから，シーン4への投稿です．まずは，僕が大学に移ってから就職したミズエOTの投稿からです．

ミズエOTからの投稿

　認知症病棟での作業療法終了時に，道具を片づけようとしている正子さん（80代，女性）がいました．私は，重い籠を持つことへの負担や，職員がすべきことなのにしてくださっているという申し訳なさから，「いいですよ．ありがとうございます」と伝えて籠を預かりました．しかし，正子さんにはこのひと言が怒っているように聞こえたのです．私が嫌な顔をしたと気にして，その夜は眠れなかったと聞きました．そのことを知り，謝りに行くと，正子さんは「自分は気が小さいから些細なことまで気にしてしまうんよ」と言いました．

　些細な変化や反応に敏感で，いつも気遣うあまりに後からしんどくなるという正子さんの性格を知っていたため，私は申し訳ない気持ちでいっぱいになりました．私は，正子さんに「迷惑をかけてしまいすみませんでした．正子さんは気が小さいのではなく，優しくて周りの変化や反応に敏感で繊細なんだと思います」等，時間をかけて伝えました．

　このことを振り返って，正子さんのことを知ったつもりになっていたけれど，実はわかっていなかった……と思いました．シーン4のテーマであった「目盛りを探そう」．ちょうどよく伝わる目盛り（伝え方）や相手が自分の言った言葉をどう受け止めるか等を，日々のやり取りの中で探したり調整したりすること．正子さんがどんな人か，私自身がもっている情報だけで判断するのではなく，いろいろなところから情報収集することで，正子さんに合った伝え方や対応にも幅が出てくるのではないかと思いました．

　また日ごろから，正子さんとのあらゆる場面での1つひとつのやり取りを大切にしながら，正子さんとの共通のもの（共通言語や言葉のニュアンス，伝え方等）を増やしていきたいと思います．

➡その通りなんです．このコメントをもらえてホッとしています．後は実行あるのみですが，具体的に「どう大切にする」，「何を共通にする」，「どれだけ増やす」が，案として毎回準備されていることが必要最低条件になります．どうかよろしく．

アナログとデジタル

　同じく，僕が大学に移ってから就職したマサヒロ OT からの投稿です．

▼ マサヒロ OT の投稿

　シーン4を読ませていただき，ラジカセのボリュームでたとえると，目盛りにはデジタル式とアナログ式があると思いました．
　デジタル式は「音量：15，16……」等，数字で表されるような"正確できっちりしたイメージ"，対してアナログは「音量：大⇔中⇔小」間を音量に耳を傾けながら合わせていく"大雑把なイメージ"があると考えます．政夫さんと関わりはじめたころの私は，デジタル寄りの見方で接していました．たとえば，政夫さんの反応1つひとつに対して，正しく，的確な対応をするにはどうしたらよいのだろう？　と答え探しをするような．
　しかし，あるとき先輩OTの政夫さんへの関わり方を見て，ハッと立ち止まって考えました．その先輩OTは，私のたとえでいうとアナログの見方で関わっていたように感じられました．最初から答えを求めて対応するのではなくて，そのときどきの政夫さんの様子を受け止めながら"大雑把なゆとり"をもって対応を調整しているような．そうした，よい意味での大雑把さが政夫さんにとってはとても心地よさそうで，安心しているように見えたものです．いつかデジタル式もアナログ式も両方使いこなせるような関わりが提供できるように頑張っていきます．

➡あらためて，この場合のデジタルとアナログの違いを考えてみました．政夫さんの例に当てはめるなら，アナログは大雑把なイメージというよりも，かぎりなく"目盛りを細かくもって対応する"というほうが，僕のアナログのイメージに近いです．境目や切れ目のないつながった発想こそが，対象者の援助に必要です．そういう意味では，先輩OTが見せてくれたものを"アナログ的"と捉えたのは，たぶん正解でしょう．それを"大雑把なゆとり"をもって調整していると表現するのではなく，政夫さんのメッセージを受け取るときは「広く大きく」，こちらから示す対応は，「細かく丁寧に」ボリューム調整するという表現でいかがでしょうか．

私にとってのデート

　シュウジOTから3つの投稿です．

✉ シュウジOTの投稿①

　当時の私も，ミキコOTと似た場面にしばしば遭遇しており，スタッフ間でもよく話題に挙がっていました．私は，「靴を脱がせて」と言う政夫さんに対し，できる能力を引き出そうと「自分で脱げるよね．一緒に見ているからやってみよう」と声をかけたり，政夫さんの好きな音楽の話をしたりすることで，気分を切り替えていただこうとしていました．結果，すぐに気分を切り替えてうまく靴が脱げることもあれば，時間をかけてなんとか脱げることもありました．しかし，ほかの訓練をする時間が少なくなってしまうこともありました．振り返ると，"「動けない」と言えばスタッフに援助してもらえること"にならないようにすることに気をとられすぎ，いつの間にか私たちの態度は，「怒っとる」ように見えたのかもしれません．靴を脱ぐという動作自体に囚われすぎ，政夫さんの大切なリハビリの時間を削ってしまっていたような気がします．

　シーン4を読んだ後，体幹が傾き，暗い表情で「靴を脱がせて」と言う政夫さんに対し，"靴を脱ぐ動作と同じくらいの運動"を意識しながら，「じゃあ，これはできる？」等と音楽に合わせて体操をしてみたり，少し踊ってみたりしました．すると政夫さんは笑顔で「もっとやって」と一緒に上肢を動かして踊ることや，「治った！」と言い，自分で靴を脱ぐことが多くなりました．そして何よりも，スタッフとのやり取りを楽しんでいるように見えました．政夫さんにとっての「訓練」は，スタッフと一緒に心と体を踊らせる機会，私にとって「デート」とか，学生時代の「フォークダンス」とかの意味も含まれていたのかなと感じています．

➡嬉しいコメントです．シーン4で書きたかったのは，この最後の気づきの大切さだったかもしれません．相手を理解する入り口は，自分が理解している（過去に体験したことのある）何かに当てはめて感じ取るということですから．対象者にとってのある作業の大きさや重さが，自分にとってどのくらい大きく重要なことかを，具体的にイメージできるようになると，対処方法は無限にみつかっていきますよね．

PDCAサイクル

▼ シュウジOTの投稿②

　苅山先生の連載を読んであらためて思ったのですが，幸いにも，私の周りには「すごいな」，「あんな人になりたいな」と思える憧れの先輩OTがたくさんいます．少し前までは，先輩たちと情報のやり取りをすればするほど「自分にできるかな？」と不安になることがたくさんありました．自分の技術の未熟さを感じ，もっと努力しなければと思い，気づけば混乱していました．

　そんなときにこの連載を読み，「キミだからできる作業療法をすればいいんだよ」と苅山さんに言われた気がして，少し肩の力が抜けました．人と同じことをしようとするのではなく，自分の弱さを認めながら，そんな弱さも利用できる自分になるために努力しようと考えると，それまで不安ばかりだった先輩との情報のやり取りが，不安に対して少しの元気をいただく機会になったような気がしています．

　そこで質問です．苅山さんが教育の現場に飛び込んだからこそみえてきた，あらためて感じた"臨床作業療法で大切にしてもらいたいこと"を書いていただきたいです．

➡いくつもありますが，やはり計画をもって臨むことですかね．精神科の実習で担当患者さんから拒否された学生から，次のような質問がありました．

　「拒否されてその場で距離をおくことはできるのですが，もう一度接近するタイミングをどうやってみつけたらいいですか？」

　それに対する僕の答えは，「恋人に嫌われて，少し距離をおいてみようとするときに，次に会ってもらえそうなときまで，何も準備しない？　離れるにしても，今度いつくらいにどう声をかけようか等，何か次回の策を考えるよね」．

　肝心なのは，次はこうするという計画を立てて実行しチェックするというPDCA（Plan, Do, Check, Action）サイクルです．①距離をおこうとするその瞬間から，再会の仕方を計画する（Plan）．→②その計画でやってみる（Do）．→③計画と実施した内容の良し悪しを分析する（Check）．→④再チャレンジする（Action）．この繰り返しが大切なんですよね．僕はやっぱり①が勝負の分かれ目だと思うほうなので，失敗したらすぐに次の対策を考えるようにしています．

✉ シュウジOTの投稿③

　シーン4の政夫さんは，実際に数日間は上機嫌で来所できますが，訓練中に気分が落ち込み，私たちの予想以上に揺れ，大泣きすることもあったと申し送りを聞きました．どうすれば政夫さんが落ち込まず，楽しみながら訓練できるのかなと考え，目立ちたがり屋の政夫さんに写真を利用した作業療法の"Plan"を立てました．

　そして，政夫さんとの訓練場面を撮影させてもらうことで，モチベーションを高め，撮影のやり取りも楽しみながら訓練しようと，一昨日"Do"してみました．政夫さんはノリノリで訓練をしましたが，カメラ目線をしたりピースサインをしたりと，ややカメラを意識しすぎて集中しづらかったなというのが私の"Check"です．

　次回は，訓練の合間に今回の写真を見る等，メリハリをつけて"Action"してみようと思っています．

　簡単にまとめすぎているとは思いますが，PDCAサイクルとはこういうことを繰り返すことかなと感じていますが，「いやいや，そうじゃなくて……」等，補足があれば書き足していただきたいです．

➡リクエストにお答えします．まず，「一昨日"Do"してみました」，ここまでOKです．「私の"Check"です」までも，いいところへ向かっていると思います．

　ただし，この場合のCheckとは，政夫さんがその訓練に集中しづらかったというキミが感じたことを，OTとして「高揚させすぎた」なのか「まだまだ元気づけたい」のか等，もともとの目標である"感情面"に照らし合わせてCheckすることを指します．数日間はもつけれどまた大泣きするという"感情の起伏のコントロール"が目標だとすれば，その感情変化に対して，OTの関わりの何が，「強いのか弱いのか」，「足りていたのか足らなかったのか」という視点で，政夫さんのカメラ目線やピースサイン等，本人が示すすべてのサインをCheckしてみてください．そして，ActionはそのCheckにもとづき修正した計画でお願いします．これを繰り返してみてください．

ケース④ 目盛りを探そう

Side Story
エッチな話題も逃げないで

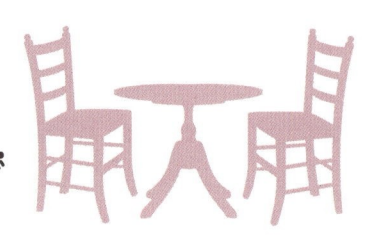

▽ アスカOTからの投稿

　以前の勉強会で「言葉に弄ばれないために」というのがあったのを，よく思い出します．「あー，私もなんとなく素敵に感じる言葉に惑わされて，相手に届くような言葉を話していないのかな」とよく思います．きれいごとに終わるのではなく，明日すぐできる具体的なことが考えられる——そんな言葉づくりのために，先生が考えておられることを少し教えていただきたいです．

　たとえば先生の数あるコメントの中で最近，よく思い出すのは，ある日の飲み会の後の，「あんな（エッチな）話も普通に受け止められないと……」というお話です．「僕は昔，患者さんにこんな告白をされて……」と，その人がトイレで中絶されたお話等が続きました．その話を聞きながら，何か自分の中で「これは，タブーな話」と勝手に線引きしていたことが多かったなと感じたのをよく覚えています．

　以来，患者さんからのどんなジャンルの話も特に「差」をつけることなく聞けるようになったと思っています．なぜ，これをよく思い出すかというと，「これって普通言わないですよね」みたいな常識や規範に囚われたような学生さんや後輩OTの言葉を多く聞くからだと思います．学生さんや後輩には患者さんの話が「常識や規範」に沿っているかだけを問題視するのではなく，そこに込められたメッセージを汲み取ることのできる仲間になってほしいと願っているのですが，何かコメントをもらえたらと思います．

➡エッチな話題はよくしましたね．そうそう，皆さんに固定観念を壊していただきたく，わざとそんな話もしていたんですよ（汗）．

　こう書くとウソっぽくなるけれど，8割以上は本気でそう願っていました．対象者は，性的な悩みも相談したくて，実はそれが病のきっかけだったという人もいらっしゃいます．それなのに，ただ話題のジャンルだけで逃げ腰の姿勢をみせることは避けてもらいたい——そう願っていました．実際，キミ

は女性の対象者から，かなり多くの性的な相談を受けてきました．伝わりますものね，ほかの相談と変わらない態度（本気）で聞いてくれているかどうかは．

ひと言

中学生のころ，深夜放送をよく聴いていました．

海外の短波ラジオなんか，ほんの少しのダイヤル調整で，ピタッといい音が出たり，まったくの雑音になったりと大変でした．わずかな天候の変化でもダイヤル調整が微妙に違ってたんですよ．

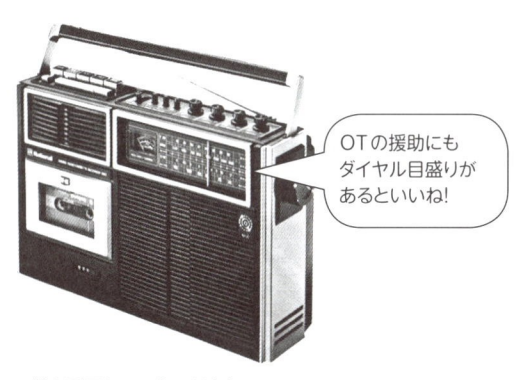

OTの援助にもダイヤル目盛りがあるといいね！

僕が愛用していたラジカセ

Case 5　他に寄り添い自ずから休す

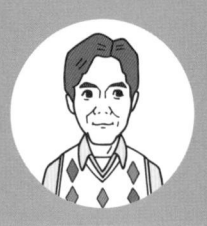

　今回は，ちょっと背伸びしてみる．タイトルも僕の苦手な言葉遣いだ．ケース3で物と人，ケース4で人と人の接点のお話をしたが，今回はその両方を通じて，どうやったら学生たち，後輩OTたちに伝わるのか，僕が今最も深く悩んでいるところを正直に覗いていただこうと思う．事例はケース3と同じ圭さん（20代男性，診断名は統合失調症）だ．

🎬 シーン5　道具を見つめて

　トーストを切る圭さん．器用なほうではない．工程を覚えるのも苦手だ．ついさっきまでできていたオーブントースターの使い方を，10分後には僕に問いかける．<u>注文が途切れてしばらくすると，うつむいてしまい，何かを考え込みはじめてしまうのだ</u>※1．

　こちらから「今何を考えていたの？」と聞いても，言葉にして答えてもらえない．<u>ほかのメンバー（作業療法の対象者）が近づいてくると，その人と顔を合わせないようにくるっと向きを変えて，背中を向ける．なんとか僕が横のほうから会話して，やっと受け入れてもらえる状態だった</u>※2．

　トーストもお客さんが待っている．温かいうちに出してあげたいが，ときどき圭さんの手がピタッと止まってしまう．そんなときは，数秒待って「パンを切ってくださいね」等と次の工程の指示をする．

動けるときもあれば，うつむいたままのときもある．行動してもらえないときは僕が手伝った．まるっきり代行してしまう日も，当初は幾度もあった❖3．

それでも1カ月が過ぎるころから，「次はどうするんでしたかね」の声かけくらいで，すぐにハッと気づいて，正確な作業を行えるようになった．しかし，さらに援助量が減り，まったくアドバイスなしにトーストがつくれるようになっても，他者が近づくと緊張し，手が止まったり，他者の会話を聞いて「僕のことを悪く言っているんですかねえ」，「トーストを失敗していたんじゃないですかねえ」等と不安を訴えたりして，お客さんを待たせることもしばしばだった❖4．

僕の頭の中では

❖1 考え込んでいる圭さんを無理に動かそうとはしない．つらいんだろうな．難しいって感じていらっしゃるのだろうな．僕がそんなふうに，圭さんのことを感じている（しんどさの一部だけでもわかっている）ことは，どうしたら伝わるだろう．伝わればきっと，何かを僕に頼んでくれるんじゃないかなあ．圭さんと同じペースで同じくらい悩みながら，ゆっくりと丁寧にトーストをつくること，それしか今の僕にはできないよ．

❖2 正面にオーブントースターを置いた．その向こうは窓．ときどき人が歩く姿が目に入るが，外廊下とは離れており，向こう側から覗かれている感じはしない部屋だ．それよりも，この部屋に入ってきた人にいきなり圭さんの正面に立たれないようなポジションに机とトースターを置いた．僕が近づくときも慎重にしていた．大きな声，指示する口調，せ

かすような言葉や行動，それらは彼の緊張を必要以上に高めるので，行わないよう心がけた．行ったのは，もっとオーブンの中を見やすいように，もっと手元のパンやジャムやバターに集中しやすいように，そっとそばにいたことぐらいだ．

❖3 この作業を手伝うタイミングが一番難しい．早くから援助をしすぎれば，「やっぱり僕ができないから，手伝われてしまうんだ」という気持ちを強めてしまう．逆に援助が遅れると，お客さんやウエイターから「まだですか」，「冷めておいしくなくなるよ」等の催促がきて，これまた「僕が遅いから，みんなに迷惑をかけた」となる．そうならないための緩衝材にどこまでなれるか．それが僕のOTとしての役目だ．

❖4 いろいろ質問してくれるようになって嬉しかった．「できません」で終わっていた言葉が，疑問型になるということは，「なんともなりません」というあきらめから，「なんとかしたい」のでそのやり方を「知りたい」ということへの変化だと思ったからだ．

でも，どうしても他者が気になってしまう．パンの出来栄えよりもずっと，「これを見た人がどう思うだろう」，「何と言われるだろう」等とお客さんのことを考えすぎている．パン屋さんに就職するなら，その悩み方も当然だ．でも，今はまだそこまで悩まなくていいのに，何がそんなにまで周囲のことを心配させるのだろう．彼の意識の中では，まだお客さんが近すぎるんだ．どうしたらお客さんではなく，目の前のパンのことを考えてもらえるのだろう．いや，考えるのではなく，圭さんには，パンやナイフやバターやジャムを他への心配なく，しっかりと見つめてほしかった．

🗯 頭の中の底んとこ

僕が感じていたOTの役割は，圭さんが材料や道具に集中しやすい環境をつくることと，その環境を守ることだった．たとえば，お客さんの

中には直接圭さんに「もっと固めに焼いて」，「焦げ目はつけずに温めるだけでいい」，「バターは多め，ジャムは少なめ」等の注文をする人がいた．それを本人が慌てず受け止められるように調整すること，もっといえば"他者の要求に応える"という緊張感を，本人が受け取りやすいように調節して渡すことが，僕の役割だった．一番気をつけたのは，注文を急ぐお客さんと，それに動じてしまったウエイターをしているメンバーの焦りをやわらげて，双方に少しずつ待ってもらうことだった．

このようなことを"寄り添う"ことと呼んでいいのだろうか．OTとして，①場（機会）をつくり，維持する．②本人をみつめ，作業に集中できるように場と作業を調整する．③場と本人のゆらぎを察知する．④ゆらぎをそのときの本人にとって，適度なものに変えて伝える緩衝材となる．⑤場や作業や物と対象者をつないでいく．そんなことが僕の仕事だったと今は思う（当時はそんなふうに考えられる余裕などなかったが……）．

ごく最近の頭の中

僕の勤める大学のそばには臨済宗の大本山大徳寺があり，その敷地内に，黄梅院（おうばいいん）という春と秋だけ拝観できる塔頭（たっちゅう）がある．ある日，この黄梅院の縁側に座り，千利休がつくったとされる中庭（**写真**）の景色と空気にしばらく触れていると，何かに包み込まれていくような気がした．案内の人に言われるまま廊下の鴨居を見上げると，大徳寺を開いた大燈国師の遺墨「自休」という文字が扁額に書かれ掛けてあった．

「自休」とは，じっくりと座り，過ぎ去った日々やこれから来る日々を見据えて，自（おの）ずから立ち止まって真剣に物事に向き合うことの大切さを表しているらしい．「自休」の本来の意味とは異なるが，僕はこの場に身をおくことで，自らを休め，ホッとするものを感じ，それからじわりと元気がわいてきた．

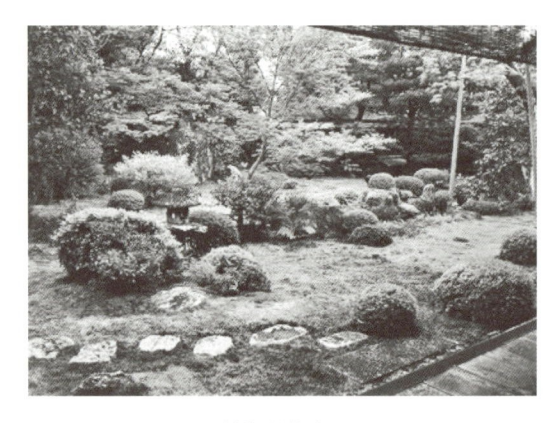

おうばいいんじきちゅうてい
黄梅院直中庭

　精神科作業療法の対象者にとって，日々見えている景色と感じている空気には，きっと不安にさせられることが多いだろう．「本来自分の中にあるものが外界に漏れ出てしまう」とか「外界が自分の中に進入してくる」というような思考や感覚．これらは言い換えると自他の境界が曖昧であることを意味する．だから，対象者には，何かに包み込まれているような安堵の感覚を受け取ってほしい．安堵とは，物事がうまくいって安心すること．「堵」は「垣」の意味で，もとは土地所有権を表す中世の法律用語で，垣の中で守られて安心して暮らすことを表している．

　最初は小さな作業療法室の中だけでもいい．OTと一緒にでもいいから，"他"をやわらかく受け止められるようになってほしい．そこで作業を共にするということは，失いかけた"私"を取り戻し保つために，最も大切なことの1つであるとあらためて感じている．決してずーっと垣の中にとどめておくわけではないのだから．

Side Story

「荷物，持たせてください」

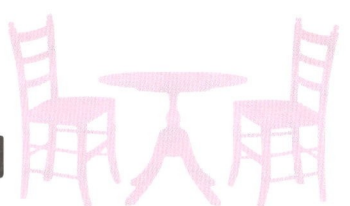

デイケアで一緒に仕事をしたサヤカ心理士さんからの投稿です．

✉ サヤカ心理士の投稿

デイケアで直美さんは，膝の痛みにより歩くのが苦痛なのにもかかわらず，ウサギにえさをやるための片道30分の散歩を自ら進んで欠かさずにしている人でした．散歩にご一緒させていただくときは，坂道にさしかかると，私は「えさの入った袋を，持たせてください」と言い，直美さんも，「助かるよ」と応えてくれて，道中の半分，私が荷物を持って歩いていました．ところが先日，直美さんは，他科を受診した帰り道で転倒してしまい，以後えさやりの散歩ができなくなってしまいました．そんなおり，共同住居そばの道で，両手に大荷物を提げてふらつきながら歩いている直美さんに，ばったりと出会ったときのことです．

「荷物，持たせてください．住居まで一緒に行きます」，そう申し出た私を直美さんは睨んで，「私に構わんといて．手伝わんでええ．これぐらいのことで頼りはせん！」，「あんたに頼っても，何のお返しもできんのに，甘えられるわけがなかろう」，「お返し抜きに頼ってええのは，家族だけ．私には家族もおらんで，一人でやるしかないんよ！ ほっといて！」と，悲鳴のように言われました．荷物を持とうと差し伸べた私の手を払いのけ，歩きはじめられたものの，足の痛みに顔が歪み，足取りも不安定でした．荷物が重すぎてつらいのは，明らかでした．（中略）

えさやり散歩に出かけられていたころの直美さんと，それができなくなってしまった直美さん．転倒してしまったことが直美さんの身の上にもたらした暮らしぶりの制限が，直美さんを根底から揺さぶり不安にさせる大きな渦巻きになっているのを，私は見誤っていました．以前とはまったく違うしん

どさを抱えた直美さんに，えさやり散歩のときと変わらない声音で私が発した「荷物，持ちますよ」の言葉は，「荷物，持てないでしょ？」，「無理して持って，また転ぶかもしれないよ？」，「荷物，持ってあげるよ」等，直美さんの自尊心を傷つけるようなニュアンスで伝わってしまったのでしょう．まるで「あなたは，膝が痛いんだから，人に頼らなくては暮らしていけませんよ」と，言い切ってしまったかのように．

　楽しむことができなくなったときの直美さんに，もっと寄り添う必要があったし，できていたころよりももっと細やかで配慮のある温かい言葉を準備できなかったことは，直美さんとの長い付き合いをあたり前に感じて，どこか無頓着になっていたのだと思います．

　散歩ができていたとき，支援のポイントは，平坦な道から坂道にさしかかろうとしたときに，荷物を持って差し上げるということでした．しかし，今の直美さんに活きた支援を届ける目盛りは，どのあたりなのでしょう．できていたことができなくなって自信を失い，何もお返しできない自分には誰を頼ることも甘えであって許されないと思っている直美さんに，私は「痛みがやわらぐまで，ゆっくりしてください．できることをみつけるためにも，必要な援助を提供させてもらいたいのです」という思いを伝えたいのですが，何を介してどう伝えたらよいものか，探し当てることができず困っています．

➡「お返し抜きに頼ってええのは，家族だけ」っていうのが僕の気になった点です．直美さんはきっとウサギのえさやりを日課としているときから，誰かにお世話になることに対して，抵抗感・申し訳なさが積もり積もっていたのだと考えます．その直美さんが日課を失った心境は，たぶんサヤカ心理士さんは十分に気づいていたことでしょう．そのうえでの寄り添い方ですよね．次のポイントは「荷物，持たせてください」かな．僕なら「①片方だけでも，②私が持ったほうが，③歩きやすいですかね」といくつか問いかけをしてみます（もちろん，そのときにうまくできたかどうかはわかりませんが）．

　「持たせて」とお願いされると，受け入れるか断るかの二択となります．そこで，両手のうちの1つだけなら（選択①），私が持ってもよいか否か（選択②），歩くことの妨げになるか否か（選択③）といくつか選択肢を示すと，返される言葉も態度もバリエーションが増えると思います．もっと細かくするなら，「右手の荷物の中のこの1つだけでも」と言えば，直美さんはいろんな受け入れ方（サヤカさんへの甘え方や頼り方＝自分の許し方）を選んで

さまざまな反応をみせてくれると思います．そこから必要な援助がみつかるのではないでしょうか．

ひと言

作業療法にとって，作業や活動があることと同等かそれ以上に，場と道具と材料や，さまざまな機会や人にやわらかくめぐり会えることが大切だと思うこのごろです．

OTって，人と作業がやわらかく出会えるように創意工夫して寄り添う職種じゃないかなあ．

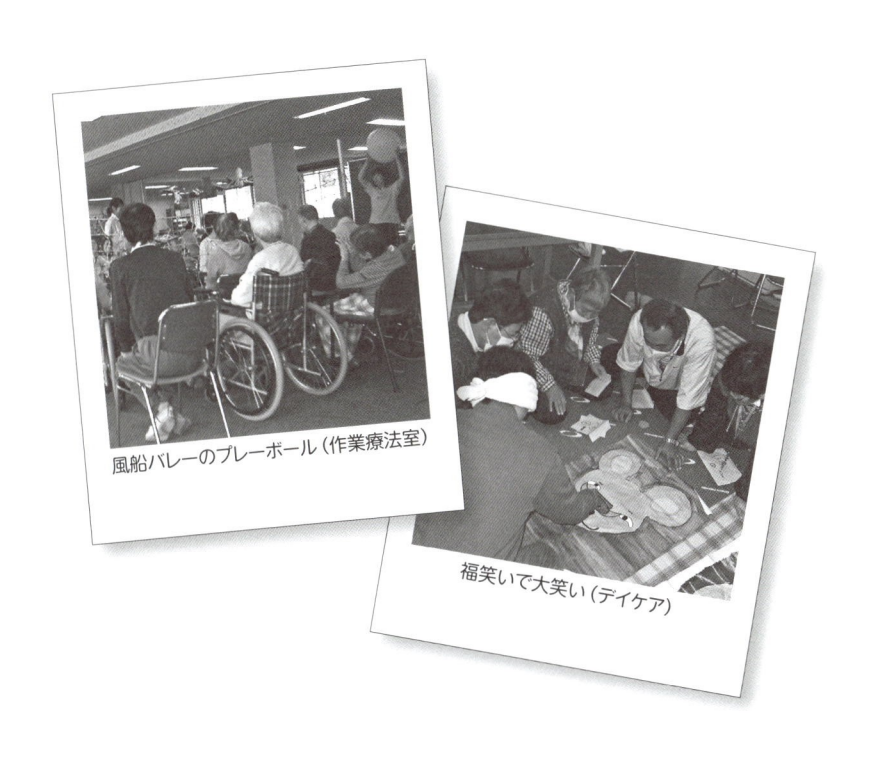

風船バレーのプレーボール（作業療法室）

福笑いで大笑い（デイケア）

Case 6 情報を"納め集める"

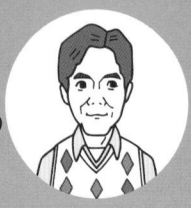

　作業療法を実施するとき，評価前の情報は大切だ．しかし，情報の量が大切というわけではない．それに，重要なすべての情報を作業療法開始までに得ることは，事実上不可能である．では，何をどう情報収集すればいいのだろう．今回は，新人OTが先輩のOTから新しい役割を受け継ぐために，情報収集するシーンに触れてみる．情報は"収め集める"というよりも，"納め集める"ものだと思っている僕の頭の中を開放してみたい．

シーン6　渡しながら問いかける

　経験年数8年のアスカOTが訪問看護をしている太郎さんのご家族から，「もっと訪問回数を増やしてほしい」との希望が挙がった．主治医と相談し，OTスタッフ間でも話し合った結果，経験年数2年目のトモヒロOTが訪問に行くことに決まった※1．

　翌週，トモヒロOTにアスカOTから太郎さんの申し送りをすることになった．僕がその場に同席し，しばらく後輩2人のやり取りを聞いていると，トモヒロOTがひどく緊張してきているのがわかった※2．

　僕はトモヒロOTに，もっと自分に元気が出るような質問をするようにと指示をした．「たとえば，『太郎さんは運動が好きですか

僕は柔道をしていたので，訪問で応用できることはありますか？』等，自分の得意な話題につなげて訊く．そうすれば，アスカOTも『こんなのはどう？』と具体的に訪問で行えそうな作業の話ができて，トモヒロOTにバトンタッチをしやすくなるんじゃない？」と❖3．

[事例紹介]

太郎さん，50代，男性，若年性アルツハイマー型認知症．約5年前に発症．太郎さんとご家族は，発病時に医師から「もう治りません．1年後には娘さんの名前も忘れるでしょう」と言われたり，デイサービスを利用しようとしたときに施設職員から「ちょっとうちでは無理です」と拒否されたりして，医療や介護サービスに不信感を抱き，頼ることを怖れていた．しかし，アスカOTが訪問看護で関わっていくうちに，ご家族の不信感は次第にやわらぎ，訪問看護の頻度の増加を希望されるに至った．

ただし，ご家族の希望とはいえ，訪問看護のスタッフを増やすことは，太郎さん本人の緊張を高めることが容易に予想された．とはいえ，アスカOTの訪問回数をこれ以上増やすことが難しかったため，院内勤務のOTから1人が訪問に行くこととなった．トモヒロOTは，自ら立候補し，この申し送りの機会を得た．

🤔 僕の頭の中では

❖1 やっとの思いで訪問では受け入れてもらえる状態にきた．だから太郎さんのことをヨロシクねという思いが，前面に出ている．トモヒロOTはよく立候補してくれたなあ．さあ，どんな申し送りになるのだろう（ワクワク）．

❖2 このときの後輩OTの頭の中はきっとこうだろう．

　アスカOTの頭の中：当初は医療拒否だったご家族が，訪問回数増加を希望してくれたことの嬉しさ，その家族の思いを裏切ってはいけないという気負い，訪問経験のない後輩OTが太郎さんに受け入れられるだろうかという不安と，そんな不安を抱いてしまう自分への反省等が入り混じっていたかもしれない．とにかくどこかピリピリした面持ちで申し送りをしていたな．

　トモヒロOTの頭の中：たぶん，ビビッているぞ．アスカ先輩のバトンを受け継ぎ，彼女がやっていた通りにできるだろうか．プラスアルファのことができるだろうか．何から訊けばいいのだろう．さっぱりわからないけど（わからないからこそ）たくさん訊いておかないと，やる気がないみたいに思われてしまう．あ〜，どう訊こうか．

　等と，2人ともしっかりと覚えているわけではないだろうが，たぶん，こんな感じだろうと僕は想像して聞いていた．

❖3 事実を伝えるだけなら，メモで十分だ．情報の伝達では，受け手と送り手の双方がエンパワーメントされるとよい．特に受け手自身が「よーし，やってみるぞ！」と前向きになるように聞き出すことが最も重要な課題だ．情報を集めることで双方が疲れたり，知りすぎて尻込みしたりするのなら，情報収集の仕方が下手だったと振り返り，不安や不信感につながったやり取りを省略する方法を探せばよい．

　ただ，「連携とは，熱（エネルギー）のやり取りのようなもの．熱いほうから冷たいほうに流れていく．だから，何も工夫しなければ，湯が水に混ざって冷めていくように，いつか連携は停滞してしまう」と後輩OTには言ってきた．このときの受け手であるトモヒロOTにも，アスカOTから熱をもらうだけでなく，相手に少しでも自分のもっているものを渡しながら，問いかけてほしかった．

頭の中の底んとこ

　このシーンにかぎらず，新規対象者の処方を受けるときや，実習指導者がOTSに担当ケースを与えるとき，他職種からの情報収集のとき等に，たびたび感じてきたことがある．送り手の熱意が強いほど，受け手にもその重要性がわかるから，真剣になるあまりに多くを受け継ごうとする．しかし，ここでセラピストとしてのバランス感覚が重要になってくる．

　OTSの中に，対象者といくら話しても，いくら事前情報を収集しても，不安が解消できず，もっと情報を欲しがってしまう学生がいた．対象者についてのこれまでの情報に翻弄され，いっこうに作業に取り組めない状況に陥ったのだ．ある情報量までは，収集した情報に比例して，安心が増えていく．しかし，自分が処理しきれないほどの情報を得ると，安心の度合いは減り，その情報にもとづく不安や緊張のほうが増していく．精神科作業療法の情報収集で注意したいのは，この点である．

　「あの先輩だからできたのだろう」，「あのキャラクターのOTだからそこまで回復したのだろう」，「私にはできるだろうか？」，「もっと以前の情報をたくさん教えてもらわないと何もできない」というような，受け手が不安になり，自信がもてなくなる情報収集では効果は期待できない．これらの原因には，確かに個々の技術が未成熟なこともあるだろう．しかし，精神科作業療法においては，セラピスト自身の治療的応用こそが醍醐味の1つであり，不可欠な要素だと思っている．自分だけにしかない持ち味を生かすことを考え，他者と同じことをやるために自分が引き継ぐのだ，とは思い込まないほうが，前向きに取り組むためにはむしろ望ましい．

　物事を任されることは，どこか怖い．病院実習あるいは就職して初めて担当者を紹介され，受け持つときのあの不安と緊張感．対象者も家族も，先輩OTも後輩OTも，実習指導者もOTSも，バトンタッチのたびに不安を抱くことはむしろ自然なことである．だとすれば，情報収集が

もつ役割とは，①通常の評価の一環として，②受け手が前向きに取り組めるための安心材料として，という2つの側面をあわせもつものではないだろうか．後者は受け手の自己満足なのかもしれないが，治療の連続性や円滑な連携にとって無視できない要素である．さらに，①が十分であれば②に到達できるかというと，必ずしもそうではない点で，別のものという認識が必要だ．

情報は，受け渡しに携わる双方がエンパワーメントされることによって，有意義な連携という過程に導かれる．そのための勉強は，自分の力を過信することなく，自分にとって少し重い仕事にも立候補し，それを行えることに感謝すること，その繰り返しが基本だと信じている．

Side Story

申し送りの舞台裏

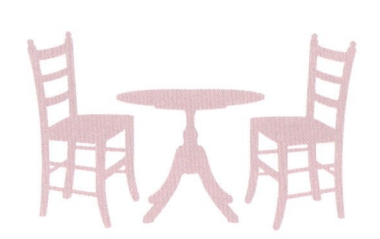

とれなかった緊張

✉ シーン6のトモヒロOTからの投稿

　私はあのとき，「訪問」という言葉に不安を募らせて，何もみえない，浮かんでこない状態になっていました．病院という，助けてくださる仲間がいる場所から，仲間がいない場所へ一人で出ることへの恐怖が不安へと変わっていたのだと思います．（中略）

　苅山さんが言われているような質問内容を考えることが，アスカOTにやる気をみせることにつながるということはわかっていました．ただ，苅山さんの前だと，緊張よりも，さらにプレッシャーという別次元のような恐怖が増していたように思います．動けない私に情報交換の場を設けてくださっているのに，自分が何を聞けば安心するのかさえわからず，闇雲に喋っていたことで，苅山さんから「箇条書きで考え直してこい」と一喝されました．

そして再度，考え直した質問をしたときも，みえてくるかと思った対象者がみえないだけでなく，どれが使える情報か，答えを選択することもできませんでした．その状況で苅山さんから，自分が利用することができるポイント「柔道」を例に質問をつくることができると，訪問を前向きに捉えることができることを教えていただきました．ただ，そのときは，次の関わり方のための1つの情報を得たと思い，情報をアスカOTに納めただけで，自分の中に取り入れて，集めるところまではまだまだできませんでした．

➡正直なコメントをありがとう．読者の皆さんに，現場のやり取りの厳しさが伝わると嬉しいです．アスカOTもほかの先輩も，このような状況を何回も，何十回も通ってきています．現実には緊張は簡単にはとれないし，情報収集どころか，納めるのが精一杯というのがリアルな臨床現場です．でも，それでいいんだと思っています．

「どれが使える情報か」の答えですが，それを探す段階でないときに探しても，なかなかみつかるものではありません．まだ一人で地域（在宅）へ飛び出すことへの不安が大きくて動けないとき，最初に行うことは，その緊張を包み隠さず先輩にみてもらいながら，自分で不安や緊張の度合いを確認すること．それがスタートラインです．

申し送りとメモ

▽ ナナOTからの投稿

アスカOTとトモヒロOTの申し送りの場面には，ときどき居合わせることがありました．トモヒロOTの緊張の高まりは，確かに当時はあったように思います．質問したいことを紙にまとめて，訊いていたと思います．

私も緊張が高まると，"自分は何を聞こうとしているんだろう"と混乱することがありました．そうなる前に，質問したいことを紙に文章化することもありました．それでも何か足りないなと感じていたのですが，シーン6に書かれていた"自分のもっているものを，渡しながら問いかける"ことが，私にも足りなかったように思います．

私自身も，OTや他職種の方へ申し送りを行うときに，"これって，なんか一方通行？"と感じることがあります．うまく伝えられていないこともありますが，そのとき，伝えている相手から熱（エネルギー）を受け取ることができると，前向きになれるように思います．

➡ありがとう．自分が残念なときの感覚を忘れないことが大切です．その残念な思いが連鎖しないためにも，まず自分からエネルギーを渡せるようになろうよっていう呼びかけが，シーン6のお話でした．

メモをとるという行為は，2通りのサインを含むことがあります．一つは，"とても真剣にあなたの言うことを聞いています"，そしてもう一つが，"聞くことで精一杯なので，もう少し待ってください"です．もしも，記録する姿が後者のほうに捉えられると，「なんだコイツは，メモばかりとって，全然質問もしてこない」とネガティブな印象を強めてしまいます．

とても初歩的な話ですが，受け取るサインと，相手に投げ返すサインでは，50：50か，返すほうを少し多くするよう心がければよいと思います．そうすると，「おっ，こっちのわかってほしいことを聞いてくれているな」と思ってもらえ，さらにいただく情報量が増えることでしょう．

情報とは，待てば減る．渡せば増える，そんなものだと思いましょう．

Side Story

連携で悩んだときに

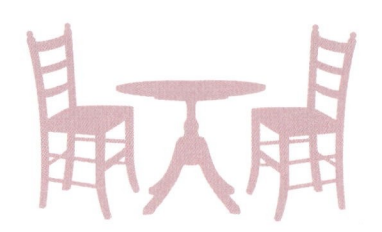

自分が情報を渡すとき

▽ 以前一緒に仕事をしていたタイジュOTからの投稿

現在の回復期病棟から通所リハビリへの異動が急に決まりました．回復期病棟の作業療法は，経験年数1年半の後輩に託していくことになります．今までの1年間，「リハビリ部門と看護部門で，チームアプローチができるような回復期病棟を目指そう」を目標に掲げて，一緒に四苦八苦してきてくれた後輩です．今回の急な異動により，多くの未整理の課題を彼女に託さねばならなくなりました．しかし彼女に「今後こうやって病棟との連携の緊密化を進めてほしい」と直球で投げても，相手の緊張や不安を高めるだけの結果となりそうです．

お互いにエンパワーメントしながら，これからの回復期病棟をさらに盛り

上げるような引き継ぎを行いたいのですが，苅山さんなら，どこに注意しながら，自分の思いを相手に届けられるでしょうか？
➡シーン6の場合は，後輩（情報の受け手）が情報を受け取るときのコツでしたが，ここでは，先輩（情報の送り手）が情報を渡したいときのコツですよね．いろんなページに書きましたが，まず，僕は他を知ることから始めます．自分以外の環境，人，物がどう動いていて，どう動きにくいのか，それを教えてもらうのです．

　自分も相手も，情報の"納集"上手なほうではない，と思うところから始めましょう（私も含めて，みんなそうですから）．となれば，することは，情報を相手から教えてもらえるような質問を丁寧に渡すことです．「今，力を入れてやってることは何？」，「何か普段やってる得意なことある？」等です．調子に乗って「趣味は？」，「休みは？」等と，根掘り葉掘り訊くとセクハラと言われますから気をつけてください．そこを質問してもいいレベルに達するのに，僕は10年かかりました（苦笑）．

　異動先となる通所リハビリでは，「大改革」が行われている最中です．現在通所リハビリに配属されている経験年数8年の先輩から引き継ぎを受けることになります．事務的な内容はさておき，「これまで通所リハビリで大切にしてきたところ」，「これからの通所リハビリが変わっていかないといけないところ」について引き継ぎを受けたいのですが，先輩と自分の認識がズレないか，言い換えれば自分が変に熱くなりすぎて，情報の引き継ぎに支障が出ないかを案じています．このズレを埋めるには何が必要でしょうか？　言葉だけでは不足な感が否めません．

➡熱いのは相変わらずのようですね．まず，自分のブレは問題ですが，自分と相手とのズレについては，あまり大きく問題視しないことです．ケース2のサイドストーリーで書きましたが，多様性こそが現実であり，生活や仕事の真の姿だと思っています．ですから，まずはどの部分にどれだけの認識のズレがあるかどうかを知ることから始めます．言葉だけでは不足ですが，ここでは，言葉でどのように確かめればいいかに焦点をあててみます．

　つまり，先輩が通所リハビリで大切にされてきた部分に関して，なぜそこを大切にしてこられたのか，どれだけ今も大切にされているのかを，具体的にキミ自身にピンとくるまで問いかけるのです．自分の感情を挟まず，自分との違いがどれだけなのかを冷静に知る作業です．

強引な例かもしれませんが，あるマンガ本をとても大切にして作業療法室まで持ってこられる対象者を想像します．キミは，そのマンガのおもしろみや大切さがいまひとつよくわかりません．そんな人から，そのマンガ本のおもしろいところを教えてもらおうとして，「そのマンガのどこがおもしろいのですか？」と直接問いかければ，「僕はおもしろさがわからない人間です」と宣言しているようなものです．こんなときは，「おもしろそうですね．一番の名場面はこの本の中ならどこですか？」というくらい相手に近寄れるといいですよね．

　その次に，どのくらい大切なのかを知りたいとき，「どのくらい好きですか？」という大雑把な質問では，どこか上から目線です．「この本を私に貸してもらえませんか」と言っても簡単には預からせてもらえないほど強い思い入れなのか．「少しの間ここに置いて作業にとりかかりましょう」と言えば，あっさりと手渡してくれるくらいのこだわりなのか．これもキミが想像して「そうか，これほどまで思い入れが強いんだな」と感じるまで問いかけるのです．

　ここまでを丁寧に訊いていけば，きっと2番目の質問の「変わっていかないといけないと思っているところ」も，話題の中にみえてくるはずです．

連携で気をつけたいこと

　ユウキOTと会ったとき，直接僕にこんなリクエストをしてくれました．
開設初期に，他職種にあまり要求せず，どう溶け込もうとしたのですか？
➡十数年前，2番目の精神科病院に赴任した当時，僕は少し途方に暮れていました．前任者の僕の後輩OTが，ここで精神科作業療法を開設して間もなく実家のほうに帰られたので，作業療法室はあるもののOT不在でまったく使われておらず，クモの巣が張っていたのです．そして僕は，前任の公立病院に比べてあまりの環境の違いに翻弄されていました．自分の中で，じれったさと不甲斐なさが充満する毎日でしたが，そんな中，OTが増えるまで僕は，あまり作業療法のことを宣伝したり，主張したりせず，自他に問いかけることに努めることにしました．OTとして「これをやりたい」と主張しながら，結局理解が得られず失敗してきた実例（OTさん）をたくさんみてきたからです．ユウキOTの質問はたぶん，そのころの僕の動き方についてだと思います．

　最初，OTは僕1人．看護師1人と病院勤務経験のない助手が1人の3人で

スタートしました．2年目に，ユウキさんがOTA（作業療法助手）として就職し，1年後に養成校に入学しました．年を重ねるごとに，2人，4人，7人と職場のOTは増えていきましたが，僕は当時，ユウキOTAを含め，後輩OTにどのようなことを言っていたか，あまり覚えていません．たぶん，職場と飲み会では違っていただろうし，日によって少しずつ違った言い回しになることも多かったと思います．でも，自分では一貫していたつもりですので，ここでもう一度整理してみます．

➡そこで，質問に対しての答えですが，質問を言い換えると「溶け込むために，まず何から始めたのですか？」ということですよね．今あえて表現するとすれば，僕のスタイルはこうだったと思います．

①とにかく，「相手を知ること」です（相手とは職員を指します）．

でも，深くまで知ることは難しいと自覚していました．ですから，自分の器を超えたつながりは求めませんでした．深くまで知り合える人とは，あまり策を講じなくても自然に近づけると，どこかで信じていたからです．

②そのために僕が知ろうとしたことは相手の「言葉遣い」です．

看護師さんには看護語，看護助手さんには助手語，病棟には各病棟語，事務所には事務所語がある，そう思ってその場の言語を教えてもらおうとしました．たとえば「これがあなたの仕事でしょ」に含まれる1つの単語「仕事」．この簡単な単語すら共通の概念でないことは，経験上思い知らされていましたから．ですから，「この人はどんな意味で"仕事"という単語を使っているのだろう？」，「この会議の場ではどういう意味で使われているのだろうか？」そこを繰り返し話す中で，聞くことに重点をおいて確かめていくと，やっと言葉が通じはじめました．

③そのために，「聞く時間」をたくさんつくりました．

テレビで議員が討論する場面に出てくるような，話の途中で相手の言葉をさえぎりこちらの意見を言うことは絶対しないと決めていました．会議でも雑談でも，プライベートでも，聞く時間が長い人のほうが聞き上手であり話し上手だなあと感じる経験が数多くあったからです．中には，聞くに堪えないつらい話や反論したい話もありました．でも，じっと我慢して聞いていました．すると10のうち1つは，ものすごく大切なお話を聞くことができました（僕はこれを効率が悪いと感じないほうなんです）．

④そして「確かめ」ました．

この人は，どの程度の事実をこんな言葉で表現するのだろう？　話の真意を，後で必ず確認するのです．1個の情報を鵜呑みにせず，2～3通りの方法で情報収集しました．その実態とのズレの度合いから，「この人，信頼できる！」と信じた人には，疑問はもたないことにしていました．行動するときに迷うのは，信頼しているうちに入れていなかったからです．

　当初の3年間は，この①～④の繰り返しだったと思います．並行して行っていたのは，作業療法が役に立つという「証拠づくり」．あまり多くの対象者はみられなかったけれど，病棟や主治医が「作業療法参加は難しいかなあ」と困っている人を積極的に受け入れていきました．そんな中で，主治医や看護師長さんが，「作業療法に行ってから変わったね」と思ってもらえる人が1人でも増えることが，僕のいう「証拠づくり」です．

　リカコOTからも連携に関するリクエストです．

▼ リカコOTからのメール

　以前の職場や現在の地域生活支援センターで他職種と関わらせていただいている中で，OTのあまり芳しくない評判を小耳に挟むことがあり，気になっています．芳しくない評判とは，「あまり情報を流してくれない」，「専門用語が難しい」，「気を遣う」……等です．もちろん人によりますし，お互いの関係にもよるでしょうが．

　それにしても，「OTです」と胸を張るだけでは他職種から敬遠されてしまうのではないか……．医療畑のOTは「自分で動く」ことが多いために，「ネットワークで動く」のがあたり前の地域で働く他職種の感覚とはズレてしまうのも仕方ないのかな，とも思いつつ，やはり気になります．でも，苅山さんに関してはそういう話は聞いたことがありません．

　苅山さんの人柄・技術はさておき，地域で他職種と連携して関わるときに気をつけていることやポイントだと思うことを教えてください．

▼ 僕の返信メール

　何だろうね，ポイントって，あまり意識していないんだよね．

　たとえば，あまり仕事を奪わないこととかじゃあ参考にならないよね（ここでいう仕事とは，専門領域を明確にする業務という意味で，奪わないとは，

「誰がやってもいいですよね」という共通認識のこと）．

　もう少しだけ聞きたいところのヒントをください．

▽ 僕の返信への返信メール

　「仕事を奪わない」というのは，私があまり考えていない部分でした．ありがとうございます．

　私が苅山さんの姿と自分の経験からなんとなく考えていたのは，「相手の土俵で相撲を取ること」と「相手の求めているところで結果を出すこと」です．が，考えてみたらOTとしてはあたり前のことばかりですね．その「あたり前」が自分のものとズレがあるときに，職種や分野が同じ・違うにかかわらず，違和感ややりづらさを感じるのでしょうか．

　さまざまな部分での「あたり前」のズレを敏感に感じ取り，相手とどう共通化できるかが，他分野・他部門とうまくやっていくうえで大切なのかもしれません．

　勝手に自己完結してしまいました．おかしいと思うところがあれば，よかったら教えてください．

➡︎ リカコOTとは，僕が京都の精神病院で初めて実習生を受けたころからの長い付き合いです．今は，駅に近く市役所まで数百mのところにある地域生活支援センターに勤務し，公私ともにがんばっています．

　「ズレを敏感に感じ取り，相手とどう共通化できるか」の部分ですが，確かに僕はズレを敏感に感じることができていたほうだと自分でも思っています．一方の共通化ですが，僕はそれほどこだわっていなかったほうかもしれません．むしろ，「違うものは違うんだ」って割り切るほうでしょ．見ていてどう思ったかな？

　ただ，話すときは，相手の土俵にちゃんと乗せてもらって相撲を取りましたし，そうなるよう努力しました．相手の求めるところは，対象者の生活の改善ですから，その結果に見合った提案や行動ができるのは，大前提です．次に相手の土俵に上らせてもらうことですが，郷に入らば郷に従えですよね．自分が入ったことで効果を示すというのは，こう考えていました．水に石を入れても水のままですが，水に砂糖や塩を入れて溶ければ味が変わります．そんな変化が連携だと思っていました．つまり，相手の懐に入ったら相手に溶け込もうとする．そんなやり方だったかもしれません．

そうそう，連携について僕はよくこんなことを例に話していました．
「『釣りバカ日誌』の主人公ハマちゃん（西田敏行）はすごい！　どこの会社に行っても自分の会社のように受付の女の子とお話ししている．あれが僕の理想の連携だよ．自分の会社の係長とはギクシャクしてるけど，よその会社ではまるでそこの従業員みたいな感じで溶け込んでしゃべってる」．

事実，実行力のない人が理想を言うと，一番空回りをします．でも，そんな仕事とは一見関係のないようなところでも，ハマちゃんのように，相手とつながろうとする姿勢と行動が，人をつなぐのだと思います．ケース2のサイドストーリーで「行動9割，考え1割」っていう言葉が出てきましたが，OTは実践9割，アピール1割くらいのつもりでちょうどいいんじゃないかなぁ．だって，それが僕の作業療法のエビデンスですからね．まず行動，たくさんの行動があってこそ，生活や精神面に効果が還元されるというのが．

ひと言

情報って大切な食糧のようなもの．願わくば，ハチミツみたいに伝わるといい．受け渡しによって，より洗練され，上質になっていく．OTも見習わなくっちゃ．

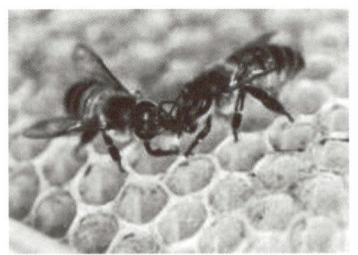

働き蜂が花から集めた蜜を巣に持ち帰り，巣で待っていた別の働き蜂に口移しする．このとき蜜は，体内の転化酵素の働きによってショ糖からブドウ糖や果糖へと変化する．そしてさらに貯蔵室に運ばれ，羽ばたきによって水分や温度がコントロールされて，適度な濃度のハチミツとなる．

Case 7 ちょうどいいは自分でみつける

　いろいろ不安はあるけれど，多くの不安の中，わずかな希望を抱きながら進めていくものが臨床だと感じている．今回は，精神科作業療法で「やっぱり作業はたくさん必要だ」と，僕が学んだ経験の一部を覗いてもらいたい．

🎬 シーン7　私にちょうどいい通所の回数は何回?

　ケース1で紹介した恵さんは，多くの苦難を乗り越え，デイケアと並行して通所授産施設にも，週1～2回程度通いはじめるようになった．体調や気分には波があるものの，元気が持続していたある日，「授産施設が週2日では物足りない．週4日は働きたい」と希望された❖1．

　僕をはじめデイケア・スタッフにとっても家族にとっても，入院当初に比べると嬉しいかぎりの言葉だったが，体力面や対人技能面等から判断して「もう少しデイケアに通うのに慣れてから増やしては?」と伝えた．それでも本人は「4日に増やしたい」と強く願い，両親の後押しもあったので，授産施設の通所頻度を増やすことになった❖2．

　しかし，恵さんは次第に通うことに疲れ，約2カ月後に授産施設に通所できなくなった．さらに，家庭内では家事ができなくなって，

自室に閉じこもりがちな日々が続いた❖3．
　しばらくの休息期間の後，デイケアへの通所から再出発し，回復してきた恵さんはまた，「家計を助けたいから，デイケアよりも授産施設に通いたい」と希望された．僕もその気持ちがよくわかったので，今度はあまり乗り気でなかった両親とも相談をしながら，また授産施設へ週2日通うこととなった❖4．
　それからは，「私にちょうどいい通所の回数は何回かねえ？」と問いかける恵さんに，「自分でそれをみつけられるように」をスタッフの合言葉として，生活を見守り，調子を維持している❖5．

［事例紹介］

　恵さん，女性，診断名は統合失調症．❖1のときは30代．院内での作業療法から，断続的ではあったが，外来作業療法，デイケアと約7年を経て徐々に回復された．地域生活支援センター等の相談の場を利用しながら，精神障害者通所授産施設に通所が決まったが，本人の希望と能力と就労環境とが，なかなかかみ合わない．彼女の傾向として，できた自分，やり通せた自分はあまり記憶に残らず，失敗した自分，途中であきらめた自分は鮮明に記憶に留めてしまうところがある．その分，作業の経験が自信となって行えるまでには，とても多くの時間と援助を要していた．だが当時，父親の定年退職の時期が迫っており，恵さんは必要以上に家計のことを心配しはじめていた．就労への意欲が高まったのも，自分の医療費を両親に申し訳なく感じ，少しでも働いて家計に返したいという思いがあったからだった．

僕の頭の中では

❖1 恵さんがこうした希望をされた背景は何なのだろう．家庭内での恵さんの様子を知りたい．早速，両親に家での状況を確かめてみた．すると，父親は「恵は本当によくなった．以前は毎日か2日に1度は家で泣いていたが，今では泣かんようになった」と話し，母親も「風呂の準備や掃除等，家のことをしっかりとしてくれて，地域の活動にも参加できるようになった」と喜んでいた．

❖2 家族も経済的に助かると考え，強く本人の意思を支持した．不安要素は残るが，医療者側の不安だけで，大事なリカバリーのチャンスを奪うわけにはいかない．授産施設の所長や主治医と相談して，この話を進めてみよう．僕の中では，週4日の就労なら継続できそうだという安心と，生活が揺らぐかもしれないという不安は4：6だった．でも，それまでの7年以上の経過から，就労が続かなくても，フォローできる自信は99.9％あった．

❖3 本人も家族も強く落ち込んだ．この経験をしてもらうべきだったのだろうか．もっとうまく長く就労継続できるような支援方法はなかっただろうか．「週3日を試してから，週4日にしましょう」と段階を踏んだやり方を勧めるべきだったのだろうか．僕は少しだけ自分を責めたが，一緒に落ち込んでいる暇などない．失った活動と参加を取り戻すことに専念しようと，すぐに気持ちを切り替えた．

❖4 ❖3の経験以降，両親のほうがわれわれ医療従事者よりも就労に慎重になっているなあ．無理もない．通所の中断は，下手をすると大きな自信喪失につながり，引きこもってしまうこともある．だけど，取り返しのつかない失敗ではない．両親も僕の見立てと援助を信じてくれている．デイケアでの恵さんの様子から，授産施設通所が週2日までなら，僕の中の不安は10％未満になっていた．ここは再挑戦だ．

❖5 活動と参加が揺るがない程度の"ちょうどいい"を自分でみつけてもらうんだ．誰かに決めてもらうんじゃない．中国のことわざ（6ペー

ジ参照）でいう，魚を与えられるのではなく，魚のとり方を自分で学んでほしい．「ちょうどいい通所の回数は何回かねえ？」と問いかけてくれたことは，恵さん自ら，それを探しはじめてくれたんだと思って，とても嬉しかった．でも，本当にこれでよかったのだろうか．医療の都合や施設の都合に，まだまだ合わせてもらっているんじゃないかなあ．そんなところがないか，注意して確認しよう．僕たちの都合で，"ちょうどいい"をみつけるための選択肢を狭めたくないから．

頭の中の底んとこ

恵さんとは，本当に多くの作業を共にしてきた．僕にフォローできる自信があったのも，それまで7年以上にわたって共有してきた作業があったからだ．でも，"ちょうどいい"を自分でみつけるためには，不確定な要素が多すぎる．授産施設の作業の難度，施設スタッフやほかの通所者との人間関係，家庭の経済状況，家族の心理状態，デイケアや地域生活支援センターの支援体制，その日の天候等，挙げればきりがないほど"私のちょうどいい"を揺さぶる条件は，毎日めまぐるしく変化する．その変化を自分の肌で感じ，「今日はこれだけやろう，今日はここまででやめておこう」と自らバランスをとれるようになってほしい．それが最終目標だった．

"私のちょうどいい"を探すことは，衣服を試着して選ぶことに似ている．①やりたいこと（着たい服）をみつけ，②挑戦し（試着し着心地を確かめ），③調整や再挑戦を繰り返す（仕立て直すか別の服を選び直す）．これを続けていると，少しずつではあるが，"自分のちょうどいい"を自分で探せるようになる．このとき，援助をしすぎれば「自分が選んだんじゃない．スタッフが決めたんだ」になるし，援助が足らなければ「全然しっくりこない．いつまでもいいものがみつからない」となる．もちろん，周囲の目も気になるだろう．機能性（自分の感覚）よりも見た目（他者の評価）を重視する人の場合，"私のちょうどいい"は，"私"の

ためではなくなってしまうことも多い．

　自分自身が「これでいい」と感じ，周囲からも「その服なら大丈夫」と見立てが折り合うまでには，どれだけの服が必要だろう．同様に，自分も家族も「これならずっと続けてもいいな」と思えるライフスタイルと出合うためには，いったいどれだけの作業が必要だろう．僕自身まだそれがわからないから，今も日々模索し続けている．ただ1つ，「作業の中で具体的に確かめていれば，答えに近づいていける」ということだけは，胸を張って言える．

Side Story

Give & Take

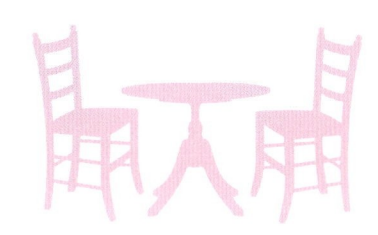

▽ アスカOTの投稿

　つい最近，恵さんから，「『アスカさんやムツミさんみたいに脳天気になりたい』って言ったら，苅山さんが『あの2人は，そうなるために血をはくような努力をしてる』って言ってたよ．そうなん？」と問われました．私が「そうじゃねー，苅山さん恐かったし，厳しかったけんねー．涙と反省文の人生よ」と答えると「そうなんよ．私も何回も泣いた．でも，聞きにいってしまうんよねー」と恵さん．それ以来，苅山さんの話が出ると，「あたしら，なんで怒られるってわかっていても聞きに行くんかね」，「あっ，今日はやばいな，と思っても行ってしまうよね．そんで泣くくせに，気持ちはなんか少しすっきりするね」とよく話します．恵さんには「あたしら，マゾじゃね」とよく返答しますが，「怒る」とかではなく，そこに込められたエネルギーのやり取りがうまくいっているから，踏んばる力がわいてくるんだろうなといつも思います．

➡ このお話は決して，アスカOTとムツミOTが脳天気や天然ということを肯定しているわけではありません（わざわざ書くか？）．

ケース⑦　ちょうどいいは自分でみつける

「エネルギーのやり取りがうまくいっているから」というのは，肝心な部分ですね．でも，この表現では一部の後輩OTにしか伝わらないですよね．では「エネルギー（元気や回復の素）をどうやって相手に届けるか」という疑問に変えてみましょう．

　答えは簡単ではありませんが，少なくとも僕は臨床で，「Give & Takeが原則だ」と言ってきたと思います．Give & Takeとは，受け取ることと渡すことの公平性（もらったのと同じ分だけお返しをする）をいうのではありません．何かをTake＝もらいたかったら，もらえるようになるまで，先にGive＝渡しましょう，という順番を強調する言葉です．つまり，作業療法で効果を得たければ，普段の作業療法の中でも外でも，相手に何をどれだけお渡しできていたかで結果が決まるということです．言葉でも笑顔でも何でもいいと思います．そこでしっかりと渡したいエネルギーが届いていれば，叱ってもその後の頑張る力は残されています．最初に「まず頑張れ！」と言っても，そこにエネルギーがなければ動けませんものね．

Side Story
わがままの受け入れ方

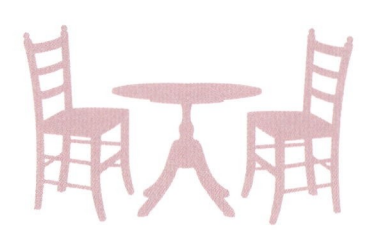

▽ 作業療法科リーダーのムツミOTからの投稿

　「作業療法に行かなければ，そのことに罪悪感を感じてしまうから来ている」，「先生（主治医）からは『自分を抑えず，わがままが出せるようになりなさい』と言われているのに」と言う麻美さん（10代，女性）．とはいうものの，ほぼ毎日作業療法室に来所され，所在なく過ごすこともありますが，編み物に集中したり卓球を楽しんだりと，時間いっぱい過ごせています．

　ある日，麻美さんから「（仲良くしている）舞さんと同じ作業療法利用時間は，気を遣うからしんどい．自分だけ午後利用で編み物をさせてほしい」との相談がありました．病棟側からも，「今は回復過程で退行をみせており，わがままを言わせる時期なので，できれば聞き入れてほしい」とのことでし

た．でも私は，それまで作業療法に参加できていた麻美さんには，時間外の受け入れをお断りしました．私の中で，「苦手な人とも，うまく距離をとりながら，作業療法に参加できるようになる」ことが，退院していただくためには大切だとも思ったからです．

しばらくの間，希望を受け入れなかった私への麻美さんからの風当たりは強かったのですが，再び通ってきてくれるようになり，今は以前同様の関わりができるようになっています．

利用頻度や時間はもちろんのこと，「わがまま」の度合いについても，自分で"ちょうどいい"をみつけられればいいのかなと思っています．ただ，こちら側としても，そんないわゆる「わがまま」に枠を超えて付き合うことが必要なときもあるとも思っています．そこの見極めは1人ひとりに対して違い，私自身もそれを一緒に探していければよいものなのでしょうか．それとも，私自身のスタンスとして，大枠は譲れない姿勢を通していけばよいものなのでしょうか？　苅山さんの頭の中を覗かせていただきたいです．

✉ 僕の返信メール

➡基本は，個人に対して何がベストかを考えることでしょう．わがままを言える（退行を許容する）ことが麻美さんの次の回復段階ということですね．ただ，仲良くしている舞さんがいるからつらいので時間を変えてっていう希望が，僕の頭の中ではまだつながりません．舞さんと仲良くしたいので気遣う→だからしんどいというところまではわかりますが，それなら，わがままを言えるようになったらいいのは，OTに向かってではなくて，舞さんに向かってですよね（それほど単純じゃない？　ちょっと強引すぎる解釈ですか？）．病棟からの要望は，「麻美さんが舞さんと向き合わないで済む時間をつくって」ではなくて，「麻美さんが舞さんにわがままを言える関係をつくって，それを双方の治療につながるようにフォローして」とOTに要求するのが，回復過程に沿った援助であろうと思います．

麻美さんの場合，わがままの度合いですが，わがままの内容においては，かなり自分に厳格な印象を受けます．つまり，そうわがままでないことも，わがままの中に入れて悩むことが多い．だから，「これは言っちゃいけないことだ」と自分を縛っている．でもそれを修正できるようになるのは，かなり後の話だと思います．まず最初は，わがままを向けられる人が増え，言う

タイミングが増えることだと思います．要求する内容で調節しようとすれば，その段階でわがままを我慢しはじめているわけですから，それは結構難しいし，つらいものです．回復の鍵は，誰に？ いつ？ わがままを言うか．そこでわがままの度合いを調節してみてはいかがでしょう．

　僕は麻美さんに会ったことがないのですが，次の①，②，③でいえば，③が一番難しい人かなと想像しています．わがままが言えない，我慢してため込んでいる状態から，変化がみえてくるのは，以下の順番だと予想します．

　短期目標①　わがままを言いやすい人にわがままが言える
　長期目標→わがままを比較的言いにくい人にも適切にお願いができる
　短期目標②　タイミングに関係なくわがままが言える
　長期目標→時と場面を選んで適切にお願いができる
　短期目標③　わがままでないことをわがままとは思い込まず1つでも頼る
　長期目標→自分はそれほどわがままではないと思えて自然に他者を頼る

　外れていたらごめんなさい．そんなことは百も承知のうえのムツミOTからの質問でしょうから，返事の難しい局面だったのでしょうね．

　もう一つは，管理運営的な面からみた，少数意見の許容についてです．主治医や看護師から期間限定で，たとえば1週間限定といった具体的支援策が提示されれば，妥協点をみつけることも可能だと思いますが，OT責任者としては，簡単には場の構造を変えられない理由が山ほどありますからね．たとえば，記録，カンファレンス，さまざまな委員会，個別病棟訪問，デイケアや他部署のOTとの連携等，1つのシステムを変えれば，すべてに影響してしまう．そういった広い視点から考慮したうえでのことと信じているので，ムツミOTの判断は全面的に支持します．麻美さんに時間をとることで，ほかの対象者に迷惑がかかることがあってはなりませんから．

　ただ，忘れてならないのは，こちらの体制によって，一部の対象者に我慢を強いているという認識です．「今はごめんなさい，これで精一杯です」，「でも，いつかは選択肢を増やせるように，人を増やす努力をしますから」とか，「システムを変える努力をしますから」という，まだまだ工夫していきますので許してくださいね，という意識を同時にもつことです．一時の安定に安心して，内容を長期間変えないでいると，きっと対象者に置いてきぼりにされてしまいますから．2009年の衆議院選挙の○○党のように．

✉ 僕の返信への返信メール

苅山さんへ

暖かいお言葉，ありがとうございます．

「わがままを言えるようになったらいいのは，OTに向かってではなくて，舞さんに……」ですよね！ そこはもやもやしながら，麻美さんにも病棟にも，うまく伝え切れなかったところです（伝えたつもりですが，麻美さんには偽善者と言われてしまいました）．

苅山さんに，まず最初は，わがままを向けられる人が増え，言うタイミングが増えることだと助言いただき，少し安心しました（今までは主治医の前でしか泣けなかったのに，作業療法室内でも涙して，退院できない思いを話したり個別対応をお願いしにくる頻度が増えたからです）．

ただ，①②③がうまく変化していくためにも，いろいろな人に，いろいろなタイミングで，いろいろなことを「受け入れられた感」が積み重ねられることが大切なのだろうなあとも思いました．

周りとのバランスを考えながら，対象者に置いてきぼりにされないよう，いろいろな時期の対象者を受け入れられるように努力していきたいと，心から思いました．きっとその努力が対象者を呼び，スタッフを増やしたりシステムを変えたりすることになり，質の高い作業療法が提供できるという，プラスの循環になると思うからです．

➡ 「いろいろなことを」ということですが，いろいろなことのどれかを具体的に決めてアプローチするのが基本です．迷ったら本人や主治医，看護師とよく相談して，具体化できるといいですね．もちろん，「この点に注目して受け入れたら，麻美さんにはよく伝わって積み重なりました」というものが，OT側から主治医や病棟にお返しできれば，今後のOTへのオーダーがまた変化すると思います．一歩一歩ですね．今の調子でヨロシク！

頭の後ろにも目を

2003年の大河ドラマ『武蔵 MUSASHI』の1シーン．宮本武蔵が柳生石舟斎（せきしゅうさい）と勝負するのですが，何度闘っても，木刀の石舟斎に真剣の武蔵は歯が立ちません．そんな武蔵に対して石舟斎は「さっきの鶯（うぐいす）のさえずりが聞こえていたか」と問いかけます．武蔵は絶句しました．真剣勝負の最中に，鶯の声を聞くだけのゆとりをもたれていたのでは，目の前の相手に精一杯の自

ケース⑦ ちょうどいいは自分でみつける

分がかなうはずもない，と悟ったのです．

　どんな真剣勝負の最中であっても，そのことのみで精一杯の者には，そのことを維持継続するのは難しい．それが世の常だと思います．目の前の問題は，決して今対峙している対象との間のみによって，結果が左右されるものとはかぎりません．だからこそ，そのことだけで手一杯にならず，周囲に気を配ることのできる私づくりが必要なのです．

　臨床にいたころ，OTSによく「後ろにも目をもつくらい周囲に気を配ってよ」と言っていました．OTSからは「そのようになるにはどうすればいいのですか」と問い返されました．人によっていろんな言葉を返していましたが，よく口にしたのは，「買ってでも苦労をしよう」でしょうか．この「買って（自分から投資して）でも苦労する」という作業は，他者と共にあり続ける私になることの入り口にほかなりません．なぜなら，"共にある"とは，相手のペースがどんなに変わろうとも，治療に必要な分だけは相手のペースに合わせられることだと思うからです．そんな私になるには……．

・雨にも負けず風にも負けず出勤する体力
・自分のことは二の次にして対象者に時間を使えるゆとり
・それだけ対象者に時間を使っても自分の仕事を溜めない仕事速度
・それだけの時間と労力を要して知ったニーズに応えられる治療技術
・たとえ結果が目標に届きそうになくても，誠意ある姿勢を維持し，相手に心配や負担をかけない態度

　これらが備わるよう，目標をもって努力するしかないかなあ．僕自身にとっても，今なお日々挑戦している大きな試練だ．"後ろにも目を"なんて，なんか武士道みたい……．やっぱり療法士の「し」は「士」でいいなあ．

ひと言

　自分にピッタリの服が1着みつかれば，生活に十分というわけではありません．自分にちょうどいいは，いくつもあっていい．それを探し確かめられる術さえあれば．

Case 8 就労継続支援と place then train

　作業療法とはもともと，"与えられたことのみをやれば成立するような仕事ではない"と思いながら僕は臨床を行ってきた．作業療法は歴史的に，それまでの医療では足りない部分を創意工夫して行ったところから生まれた．今回は，後輩OTがある人の就労支援として，現在の診療報酬の枠組みプラスアルファで，有意義な取り組みを行っていたシーンについて触れてみる．

🎬 シーン8　プラスアルファはどこまでOK？

　デイケア専従（当時経験年数9年目）のエリコOTが僕に，スーパーでパート勤務を始めたばかりの始さんに関する質問をしてきた．「私が，昨日の仕事帰りにスーパーへ買い物に行ったら，仕事をしている始さんを見かけました．その後少し話をしたのですが，『もうデイケアには行かない，薬なんかもう飲まなくていい』と，また病院や医療への不満をもらしていました．始さんが，もし本当にデイケアに来られなくなったら心配なんです」と．これに対して僕は，始さんのもつ病院への不満をクールダウンする方法について，少しアドバイスをした[※1]．

　それよりもエリコOTは，時間外にデイケアではないところで，始さんと関わったことを僕に叱られはしないかと心配しており，上

司として僕には知っておいてほしいと思っていたらしい[※2]．僕がそこに触れず，いつもと変わりなく相談に乗ることで，エリコOTは僕がそのような関わりを認めたと思い，気持ちが楽になったとのことだった．

[事例紹介]

　始さん，50代男性，独り暮らしである．統合失調症に加え軽度のアルコール依存症と診断．病前は優秀な営業マンだった．退院後の生活リズムを整えるためデイケアを利用開始後，まもなく精神障害者通所授産施設の利用も始めた．しかし，安定した通所はできず，「ほかの人とはレベルが違う」と他利用者とも距離をおき，施設利用者や障害者全体を見下す発言が続いた．デイケアでも，1日のスケジュールや月間行事等の枠組みに沿うことを嫌い，自分の要求が通らないとわかると場を離れることを繰り返していた．そのうち，相談と称して職員に「外で働きたい」と言い，医療の批判をしながら，一般就労を強く訴えた．

　始さんは以前，主治医にもデイケアや授産施設職員にも黙って就労したことがある．しかし，デイケアへの相談電話で，勤務の苦痛を訴えるようになり，エリコOTが就労を継続できるよう助言をしたが，まもなく退職．その経験があったためか，今回のスーパーの求職のときには事前に相談をしてくれて，面接前にはデイケアで身だしなみのチェックも求められた．

　このスーパーはデイケアからも比較的近く，働いている始さんに仕事帰りのエリコOTが出くわすことがたびたびあった．始さんは，デイケアで相談をして帰っても，不安や不満が強いときには飲酒をしていた．そこで，デイケアでの相談内容がいつもよりもつらそうにみえた日には，

始さんの終業時間に合わせてエリコOTがスーパーに行き，少し相談に乗りながら飲酒しないように警告したりしていた❖3．始さんは「エリコさんの姿を見ると酒が飲めないなあ」と苦笑しながらも，次第に飲酒をほとんどしなくなった．やがて出勤前に短い電話をしてくる程度となり，スーパーでは確実に信頼を得て，勤務時間も増えていった．

僕の頭の中では

❖1 地域内での生活や就労の継続には，「どんなときが危機か」を支援者が本人と共有することが重要だ．危機はデイケアや自宅以外の「居場所（就労の場や生活の場）」に潜むことが多い．始さんの場合，飲酒と診察（服薬）の中断が最も心配されていた．エリコOTが，時間外に病院外でフォローしたことには別に驚かなかった．エリコOTは以前からそういう感じの熱血OTだ．ただ，サポートにも加減がある．不自然で，監視しているような印象を与えてしまうと，「もう来なくていい」と拒否されやすい．「来てくれてちょっぴり嬉しい」と思われながらも，厳しくチェックされているとは感じさせない．そんなサラッとした援助をしてほしい．エリコOTが一緒に熱くなりすぎないためにも，病院への不満をクールダウンする方法を伝えていたんだと思う．

❖2 デイケア等のスタッフが，病院から離れ，対象者の就労先に出向き，就労後のフォローをする実践は多く報告されている．基本は，"place then train"，つまり家庭や職場等でまず実践を行い，そこでわかった課題を作業療法やデイケアでトレーニングすることである．ただ，この始さんの場合は，きわめて間接的な支援だ．仕事の内容に関する具体的なアドバイス等は，中心ではなかった．睡眠やストレスの解消を飲酒に頼ってしまいそうな生活パターンが，病状の再燃を招く．そのような生活のゆらぎが"乱れ"にならないように，未然に防ぐことが第一の目的だった．エリコOTがそこまで意識していたかどうかは微妙であるが，

間違いなく効果はあった．

❖3 この接近の仕方が最も難しい．精神科の醍醐味？　いや現時点では精神科の裏ワザだろう．ようやく働く機会に恵まれ，医療と早く縁を切りたいと願う当事者を支えるには，最低2つのポイントがある．1つ目は，就労支援以前から，プライベートな話題もやり取りできるような信頼関係を築いておくこと．2つ目は，その当事者の生活と意欲を揺るがさない謙虚で柔軟な姿勢である．僕は，強力な指導で安定に向かった人よりも，強い指導がかえって医療離れを招いてしまった人を多く経験してきた．そんな人にちょうどいい援助を探すには，相手の予測を超える，意外ながらもホッとするような援助法が届きやすい．飲酒を告白されたときエリコOTは，始さんが優秀な営業マンだったころの豪遊ぶりを質問して教えていただき，ときにはその壮絶な仕事内容を聞きながら，それをネタに最後には冗談を返していた．このようなエリコOTの対応が，始さんにとっては意外でかつ受け入れやすかったからこそ，後のアウトリーチが許される関係が生まれたんだと思う．

頭の中の底んとこ

やっとの思いで退院し就職した当事者に対し，デイケアや作業療法の場で「仕事を無理しないように」，「診察には休まずに来て」，「アルコールは控えめに」と言うことはたやすいが，それを地域でしっかりと見守ることは至難の業である．介入と評価が難しいこの就労後の危機の見極めだが，始さんに行ったような地道な努力は"診療報酬上（デイケア等）"では，まだ認められていない．障害者自立支援法下では，就労移行支援事業に並んで，就労継続支援事業というサービスがある．障害者通所授産施設等への安定した通所を支援する事業である．しかし始さんに行ったような，①デイケア（または授産施設等）の職員が，対象者の就労先へ出向き，そこで定着できるような支援を行うこと，あるいは②病院の

OTがデイケアや授産施設等に行って，そこに対象者が定着できるような支援を行うことは，まだサービスの裏ワザである．就労継続支援とは，施設内で長期に見守り保護的就労を維持することよりも，このエリコOTが行ったような，本人も支援者も生活の場へ飛び出す支援のほうが似合う言葉なのになあ，とつくづく思う．

「場への働きかけ」を介入の重要なポイントとするOTなら，就労挑戦までの道のりを支援者側の都合で勝手に決めつけないでほしい．病院内の作業療法，デイケア，授産施設，どこからでも一般就労へアプローチできる多様性と柔軟性を備えよう．そのためには，常識や既存の枠組みに囚われすぎることなく，新しいサービスづくりに向けてプラスアルファの努力を惜しまないことが大切だ．"place then train"とは，対象者の支援方法であると同時に，支援者であるOTがそんなプラスアルファの展開を身につけるための，スキルアップ法の1つかもしれない．

Side Story

クールダウン

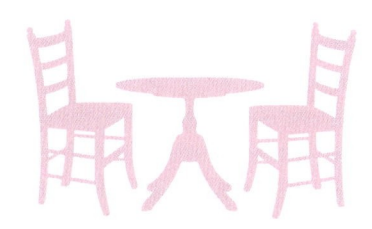

▼ エリコOTからの投稿

医療批判が続く始さんについての相談を苅山さんに多くさせていただきました．始さんの語気が収まらないことへの心配が私には多かったんです．明日から診察にもデイケアにも来なくなったらどうしようという心配からでした．

そこに苅山さんは，「始さんの思う以上に心配を示したらいい」と教えてくださいました．たとえば，声のトーンを落としながら「心配だから○○先生（主治医）に私から言っておきましょうか？」とか．このときの苅山さんとの会話から，振り子のようなものをイメージしました（図3左）．

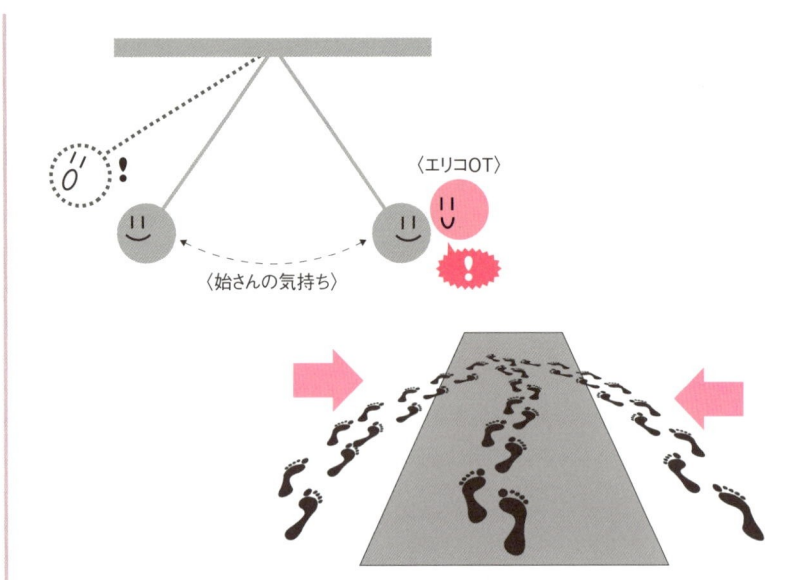

図3　始さんをめぐる振り子と道のイメージ

➡この「心配だから○○先生（主治医）に言う」というのは，始さんが，思いもしていないエリコOTの大きな動きのことを指します．これを聞いて「えっ，そんなことまでしてくれるの？」と始さんが驚くほど，彼の予想を超えるようなアイデアを返すという意味です．

　返事がエリコOTにしてほしかった内容に満たないような場合，もっと要求がエスカレートしてしまうことはよくあることです．ですから最初に，サラッと大げさな（予想以上の）返し方をすると，そこで笑ってもらえてクールダウンしてくれるのです．

　始さんの気持ちを振り子にたとえると，私のアプローチが始さんの予想の振れ幅の内側では，自分の思いが私に伝わってないと思って，より語気が荒くなる．もっと伝えたいという気持ちになるのかもしれない．でも，苅山さんに教えてもらったように振れ幅の外側からアプローチすると，比較的早くに共感したことが伝わり，クールダウンも早くなったし，語気荒く訴えることが格段に減りました．

➡始さんのこと，いろいろ覚えていてくれてありがとう．僕も考えてみたんだけど，安心のための「道幅」というイメージはいかが（図3右）．

川の上の橋の幅でもいいし，狭い路地の道幅でもいい．内側に立って，端っこは危ないよと言うよりも，右に寄りそうなら右端へ，左に寄りそうなら左端へ立って，そこから中央に送り返す．そのほうが本人は，この先が危ないことがよくわかるだろう．エリコOTを通して始さんが知りたかった（試したかった）のは，どこまで言（行）ったら危ないのかだったと思うんだ．

Side Story
仕事としてのOT感

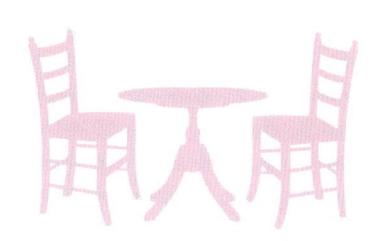

就労継続支援とフットワーク
　上のエリコOTから，さらに3つの投稿です．

▽ エリコOTの1つ目の投稿
　（ケース1，7の）恵さんからの別の証言ですが，入院中の恵さんの病室に苅山さんが訪れたことも，恵さんの印象に深く残っていました．苅山さんは，夕方の寂しくなった時間帯に顔を出していたそうですね．恵さんは「病棟にOTがくるなんて，忙しいし大変だろうに，優しい人だな」と感じたそうです．これを聞いたとき，「～しなければならない，～してはいけない」からかぎりなく自由な苅山さんならではのエピソードだと思いました．
➡ なんか僕がアウトロー（無法者）みたいですね．それを僕は最高の褒め言葉と受け取りますけど．
　私自身が新人のころは，病室訪問はハードルが高いと感じていましたが，苅山さんは，作業療法室からフットワーク軽く，時間をつくって病棟や関連病院へと顔を出されました．患者さんに応じた支援方法を柔軟に考えて，枠組みに囚われずに，その患者さんに合ったさまざまな支援ができることが，本来のOTの姿だと思います．ですが，ともすれば各種の決まりに縛られて，患者さん中心の支援が考えられない，作業療法もどきしかできないことがあります．どうすれば苅山さんのように，自由に患者さん中心に動き回ること

ができるのでしょうか？　きっと一人職場のOTで困っている人は多いと思います．何かそのあたりのヒントがいただければと思います．

➡ もちろん，病棟に入っても迷惑に思われない存在になることが前提です．でも，もしも作業療法のプロとしての動きについての質問なら，僕はプロとアマの違いとして，次のことがとても重要だと思っています．それは"いかにその仕事のことを長く考えているか！"です．

　仕事の質を高めて専門性を向上させるには，結局のところ，どこまで自分が四六時中作業療法のことを考えながら，周囲のあらゆることを，自分の仕事に役立てるようにみているかだと思っています．僕の中では，プライベートも遊びも，普段の作業療法室での臨床も作業療法室以外での時間も，どれかが圧倒的に大切とは思っていません．それで，あの動きが結果的に，「自由な動き」，「患者さん中心」にみえただけではないのかなあ？

四六時中～もOT～と言って♪

🔽 エリコOTの2つ目の投稿

　私が実習生時代に苅山さんに会って思ったことは，「四六時中OTしてる」でした．私も仕事をしはじめてからは，新しい活動がみつからないときには，休日にしょっちゅう書店巡りをしたり，できない料理を活動でするときには，母に聞いたりいっぱい調べたりと，だんだん作業療法について考える時間が増えていきました．

　でも一番勉強になったのは，苅山さんがいろいろ話してくださったことです．たとえば，テレビの報道（殺人事件とか，国会のこととか）をみては，それを精神医療と結びつけて，ミーティングで話してくださいました．もちろんそれは苅山さんにはあたり前に結びついているようでしたが，私にとっては苅山さんが結びつけて話してくださったから，つながってみえることでした．苅山さんが生活の中に作業療法があることを教えてくださったと思っています．そして，プロといえば，苅山さんはよくプロ野球選手やイチローの打率の話をしてくださいました．プロ野球選手は野球中心に生活をしているわけですものね．この例にはいつも納得させられました．どこかで語っていただきたいです．

➡ プロ野球選手の話は，これかな．

　「プロ野球の選手は，毎日自分のすべてを野球に注ぎ込んで，血のにじむ

ような努力をしている．そして全打席ヒットで出塁するつもりで，バッターボックスに立っている．それでも3本に1本ヒットが出ればスーパースターなんだ」（祝イチロー2000本安打＆大リーグ9年連続200本安打）．

僕はこのコメントを"だから，自分たちも毎日全力でやっても対象者が3割治るかどうかわからない"なんて使い方は絶対にしません．なかなか変化のないことや，他職種が理解してくれないことを悩むときに，次のように使います．「もっと長い時間作業療法のことを考えて行動していたら，きっとまだまだ効果の打率は上がるはずだ」と，自分を奮い立たせるようにです．

日本人に浸透している野球を例にすると，とても伝わりやすいです．プロ野球でも高校野球でも，こんな経験をした方は多いのでは？「頼む〜，ここで打ってくれ……．あ〜，ダメだったか，残念」．このすでに多くの人に共有されている体験が，いろんなところで活用できるのです．

信頼関係は壊せばいい

▽ エリコOTの3つ目の投稿

つい最近，始さんが，私の対応に対し，「おまえはわしをばかにしとるんか！」とかなり怒って帰ってしまったことがあります．毎朝デイケアにかかっていた電話も途絶えました．しかし私は，簡単に壊れるはずのない信頼関係があると信じて，始さんからの連絡を待っていました（実際にはかなりうろたえましたが）．4日後には，始さんから電話があり，何事もなかったかのような口調で，会話の途中でさらりと「この前は悪かったな」と言ってくださいました．本当は私から謝りたいほどでした．

信頼関係という言葉について，私がOTSのとき，苅山さんから，次のようなことを教えていただきました．ちょっとやそっとで信頼関係は生まれないし，「信頼関係が今完成しました！」と言えるものでもない．せめて言えそうなのは「○○のときは△△くらい信頼できる人」であると．

実習中に出会った千代子さんは，一人で手芸をするのは難しく，職員の手厚い支援が必要な人でした．頻繁に職員を呼んで援助を求め，OTSの私がお手伝いに行っても，無視して自分の気に入った職員を呼び続けておられました．しかしある日，型をとって布を切る工程を手伝わせていただくことができました．それ以来，型どりをするときだけは私を呼んでくださいました．それでもまだほかの工程までは手伝えないことを嘆いていた私に，苅山さん

は，「型どりはエリコOTSで大丈夫と信頼してもらえたんだよ」と言いました．
　また当時は，患者さんとの関係が崩れるのを心配して，何かを断ることやできないことを伝えるのを躊躇していました．それを「患者さんに嫌われてしまうのではないかというのはOTS本位の考えだから，患者さんにとってどうなのかを考えるように」，そして，「患者さんのためになることをして，嫌われて，信頼関係が崩れるというのなら，その信頼関係は必要ない，壊せばいい．そこからまた別の関係をつくりはじめればいい」と．もともと人から嫌われそうなことを怖れていた私には，とても新鮮に聞こえた言葉でした．
➡セラピストにとって，対象者から信じて頼られる立場になることは重要です．でも，すべてにおいてではありません．対象者の自立（自律）の妨げにならない程度に，一時的・部分的に信頼されれば，僕にはそれで十分でした．

「叱ってくれるんよ」

　もう1つ，生活訓練施設（援護寮）職員を経て作業療法科に配属となった，とても頼りになる助手，リエコOTAからの投稿です．

📩 リエコOTAの投稿

　3人のデイケアメンバーの方と散歩中に，いつも休憩する目的地で，入院中の久美子さん（50代，女性）にばったりと出会いました．久美子さんとは，入院作業療法からデイケアまで長い間ご一緒した顔見知りです．ふと手招きをされ，一緒の椅子に座るように促された後，少し小声で話しかけてこられました．
「私がなんで苅山先生が好きなのかわかる？」
「どうしてですか！？」と聞くと，
「先生はね，叱ってくれるんよ」と真剣な表情で話されました．
　びっくりしました．つい先日，珍しい花を小川に落とした久美子さんが，たまたま通りかかった私たちに「看護師さんに見せたいから，とってほしい」と頼まれたことがありました．川べりまで降りられる道もないため，無理そうだと説明すると，「苅山先生なら，どうにかしてくれるのに」と言われたのです．だから，どんな無理な相談をしてもヒーローのように助けてくれ，味方してくれるから苅山先生のことが好きなのだろうとばかり思っていまし

た．本当に苅山先生は，久美子さんに丁寧に向き合ってこられたんだと思いました．

　私には珍しい花を見せなくても大丈夫ですよ，と少しでも伝えられるように，対象者の方と向き合っていきたいと思います．

➡最後の2行が嬉しいですね，ありがとう．久美子さんに対する姿勢を振り返り，私のために花を持っていってあげようとまで気遣いされなくても安心してもらえるような関係を目指すこと，これは久美子さんに対して最も重要で有効な関係です．久美子さんへの対応は，彼女が余分な遠慮や申し訳なさを職員に対して抱くことのないように，自然でメリハリ（おもしろさや真剣さ）のあるやり取りをすることがポイントでしたから．

　だけど，僕って後輩OTだけでなく，対象者の方にもこんなによく怒っていたのかあと，あらためて反省させられました（大汗）．

先輩・後輩を大切に！

　小泉病院の後輩OTは，メールが上手なほうだと思います．状況がよくわかるので，コメントもしやすかったです．読者の皆さんには，かみ合っているように映っていますでしょうか．これらのやり取りから，僕の頭の中を想像していただければ幸いです．いろんな職場での世代間ギャップの話を聞くことがありますが，後輩って大切だと思います．自分の思いや技術が言葉にして伝わるかどうかを確認でき，自分自身の歩んできた足跡がハッキリとみえてくるからです．

　読者の皆さんもぜひ話せる先輩や後輩をたくさんつくってください．あまり近い年代ばかりではおもしろくないと思いますよ．せめて10年くらいの世代の違いは乗り越えて，上下でつながりましょう．きっとおもしろいアイデアがたくさん出てくるはずですから．

> **ひと言**
> 　本丸は大切です．でも籠城で道が開けることは稀です．新しい活路を見出すにはまず，城から飛び出そう！

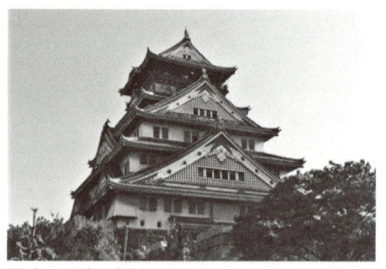

戦（いくさ）は好きなほうじゃないんですが，大阪城は好きなお城の1つです．

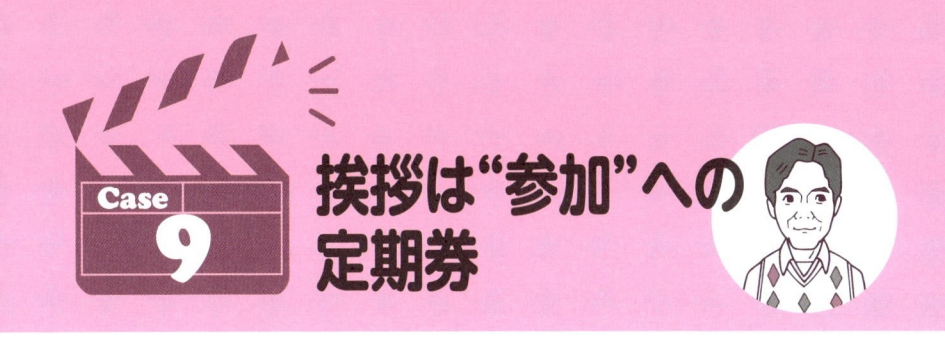

Case 9 挨拶は"参加"への定期券

　僕は挨拶をかなり大切にするほうだ．対象者とOTの挨拶，OTとOT，OTとほかの職員，そして対象者同士の挨拶も同様に大切にする．ただ，精神科領域では，対象者が挨拶で苦労している場面によく出会う．今回は，その挨拶をめぐる，通所者とデイケア責任者である後輩OTとのエピソードから，集団への参加に関する僕の頭の中を覗いてもらいたい．

🎬 シーン9　「利用中止」と言われた

　診療所付設の精神科デイケアを一時利用中断していた泰男さんから「再度利用したい」との希望があり，デイケア責任者のユウキOT（当時経験年数9年目）が面接を行うことになった．ユウキOTがいつもしているのと同じように，利用の目的やルールの確認を事務的に行ったところ，泰男さんは"責任者"としてのユウキOTに警戒心を高めてしまった．デイケアを再度利用するようになってからも，活動に専念できず，スタッフへデイケアの苦情相談をする時間が増えていった．次第にデイケアの居心地が悪くなり，本人も他者も緊張が高まり，動揺するたびに「こんな自分ではダメだ」と自らを責めるか，注意されたときに，「ユウキさんにデイケア利用を中止すると言われた」と，事実とは異なる苦情を話すようになった[※1]．

そんな泰男さんに対してユウキOTも積極的に接していたわけではなかったが，3カ月経ったころには「ユウキさんとは関わりたくない」，「口をきかないことを認めてほしい」と泰男さんはほかのスタッフに伝えて回り，ユウキOTの姿を見ると逃げるようにその場を立ち去るようになっていた．スタッフの間でも対応に困ってしまい，デイケアを利用することが泰男さんにとってメリットになるのか，スタッフ一同は疑問に感じはじめていた❖2．

ちょうどそのころ，非常勤としてこのデイケアに来ていた僕に，ユウキOTが，なかなかうまくいきませんという意味も含めて，「挨拶くらいは返してくれます」と話してくれた．そのとき僕は，サラッとひと言「それで上等でしょ」と返した❖3．

後に，ユウキOTから，「あのとき言われてみて，"そうか！これくらいのペースで十分なのか"と気づき，苦情を解消しようとする姿勢をあらため，特別視することなく一人の利用者として接するように心がけるようになりました」と聞かされた．ユウキOTには，「それで上等でしょ」が，"焦らずに泰男さんの足跡を確認してみよう"に聞こえたようだ．それから徐々に，デイケアでの泰男さんの反応が変わり，ユウキOTに対してTVゲームに誘ったり，さまざまな話題をもちかけたりしながら，自らほかの通所者やユウキOTとうまく付き合う方法を模索するようになっていった．

［事例紹介］

泰男さん，20代，男性．主診断は回避性人格障害，母親と祖母との3人暮らしである．ほかの障害者社会復帰施設でも同様に，施設責任者やほかの利用者に対する批判がエスカレートし，そのつど居場所をなく

してきた．これまで彼がトラブルを起こして退所となった他施設からの情報では，"責任者"に対して過剰なまでに身構えてしまう傾向が強い人とのことだった．過去に通所した施設で職員の対応が悪かったというような，単純な問題ではないことは確かである．父親と幼少のころから軋轢(あつれき)があり，本人にとって自分をコントロールする存在，権威のある人に対する防衛的な反応が現れやすい．自分を守ろうとして早くから予防線を張るのだが，それが結果として，施設のルールの批判になるから，施設としては，「それほどここのルールが嫌なら来なくてもいい」と言うしかないような事態を繰り返してきたと予想された．

僕の頭の中では

❖1 実際には，「ここの利用のためには○○を守ってくださいね」という程度のオリエンテーションである．だけど，「守れないなら利用を中止する」というふうに受け取られた．どうしてこんなに固い殻をつくるのだろう．親から，あるいは学校や職場で「○○しなくては利用を許可しない」と言われた経験ばかりなのだろうか．僕にはどこか泰男さんが，「ルールに従わなくてはならない」と無理をして自分を戒めているように感じられた．その思いが強すぎる中，次第にルールを守りづらくなると，泰男さんは権威をもつ立場の人を批判するようになる．責任者に抵抗して意見を強く主張するのは，「このままこの環境にいたら，自分はどうなるのか，どうされるのかわからない」，「最悪の事態（利用中止）にならないために，なんとかしなくては……」，そう怖がっているからのようにみえた．

実際には，医療者側が優位なのかもしれない．でも，それを前面に押し出すつもりの人は，デイケアスタッフの中に一人もいない．それにもかかわらず，泰男さんは責任者やルールに必要以上に怯えているんだ．

❖2 ユウキOTは，わりと状況に動じないし，慌てない，どんな利用者

もウエルカムタイプのOTである．しかし，この状況は結構難しかっただろう．リーダーシップをとるとは，個人も見，施設全体も見なければならないことである．役割が二重構造，三重構造になっていくため，自分が嫌になり自身のバランスを保つことさえ難しくなることもある．ただ，それでもこのくらいの批判とスタッフの不安程度で，ユウキOTが泰男さんのデイケア利用を中止するつもりがないことは，僕にもわかっていた．だから，このままユウキOT自身が盾となって，ある程度の矛先を向けられても利用を継続してもらうなら，アドバイスは1つ．ペースを泰男さんに合わせることだ．

❖3 僕の頭の中では，泰男さんはユウキOTからもっと離れていくかもしれないと思っていた．ユウキOTはデイケアの責任者であり，泰男さんからみれば一番の権威者だからだ．だから，挨拶をしてくれたということは，僕の中ではとても意外だった．それも先方から挨拶があると聞いたので，ユウキOTには本当に自然に「上等でしょ」と言えた．挨拶は，障害の有無にかかわらず，内面の状態をハッキリと表す．もっと言えば，他者との接点を求めようとしているかどうかの指標にもなる．挨拶ができはじめた泰男さんは，この時点での内容はともかく，間違いなくよいペースでデイケアに通えはじめているぞ．ユウキOTもデイケアスタッフも，もっと挨拶に注目してみたらいいのに．

💭❗ 頭の中の底んとこ

泰男さんのような対象者にとって，通いやすい場所ってどんなところだろう．怯えきっている対象者にとっては，どんなに丁寧に言っても，「○○を守ってくださいね」というのは，"権威を理解しなさい"，"こちらが優位にあることを受け入れなさい"に聞こえてしまうものである．

社会は，"参加する場"のルールに応じて一人で何かができるようになることを自立と呼ぶ．ただ，そのルールが嫌で自立することに不安で

あったり，責任ある地位に抵抗を感じたりしている人にとって，"自立"は苦痛以外の何ものでもないのかもしれない．経済効率や時間効率からいえば，自立は大切なことかもしれないが，それはどこかで，つながりよりも孤立を助長し，緊張や不安を慢性化させ，結果"参加"を制約することになってはいないだろうか．泰男さんの責任者批判は，そんなことを僕たちに教えてくれたような気がしている．

　社会とつながろうとする意欲や行動（ICFでいう参加）を支援するわれわれOTの仕事は，一人だけでは完結しない．互いの責任を安心して任せられるチームや対象者との関係があってこそのリハビリである．その最初のチェックに，挨拶という日々最も自然に繰り返される活動を選んでみてはいかがだろう．挨拶は，集団への入り口（改札）としてのみでなく，定期券のように参加継続を円滑にできるものである．いつかきっと，そんな挨拶の重みを感じられる日が来ることと思う．

Side Story
挨拶のさまざまな使い方

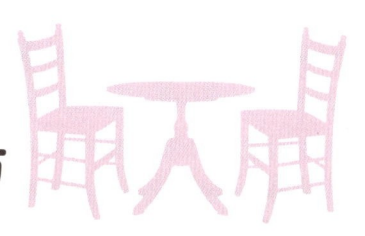

定点観測

　ユウキOTからシーン9の投稿を受けたとき，はじめはリーダーシップのお話にしようと思っていました．それが挨拶の話に変わっていき，それが自分でも不思議だったので，理由を考えてみました．たぶん僕は，リーダーシップと挨拶に，次のような共通点を感じていたんだと思います．それは……「一貫性」です．頑固で態度がいつも同じという意味ではありません．確かソニーでは，「朝令暮改（朝言われたことが夕方覆されること）はあたり前である」と聞いたことがあります．より良い製品を世に送り出すために，発

想の転換や方針の変更に躊躇なく対応するという文化なのでしょう．ソニーの製品開発力の裏には，そのような姿勢が貫かれています．方針は朝と夕で異なっても，僕は一貫性のある文化だと感じています．

　リーダーは，周囲のスタッフがみて，安心できるだけの重みがあればいい．その重みが僕のいう一貫性です．

　後輩OTから「業務上いろんなつらい局面に出会っても，自分が対象者のためにやることをブレずに行っていくにはどうしたらいいか」というたぐいの質問をよく受けました．後輩には，僕がブレにくい存在にでもみえたのでしょうか？　僕も，ブレることは山ほどありました．ただ，そんな質問をされたときよく使っていたのは，自然を利用した話です．

　たとえば，上述の質問には，「道に迷わず，行き先を見失わないためには，北極星のような定点をみつけるといい」という例をよく使いました．いつでもあの星が出ている方角が北だとわかるような指標をみつけさえすれば，自分のおよその位置と進むべき方向も判断できます．

　では，日常の業務の中の定点って，いったい何でしょう．

　その1つが挨拶です．つらい日も楽しい日も，いつも通りの挨拶を心がけてみます．それを毎日やろうとしてみると，案外できないものです．そこで自分の調子がわかり，自分のブレも他者の疲れもよくみえはじめます．そんな小さなことを繰り返してみましょう．きっと，対象者がみせてくれる少しの笑顔や挨拶が，とても大きく嬉しく感じられるようになります．

挨拶の効能

✉ ヒデミOTからの投稿

　作業療法室を利用されている哲夫さん（60代，男性）は，声かけに対してお辞儀をしてくれる日はまだいいくらいで，すぐに立ち去ってしまうことが多い人です．ときに独語され，いつも自分の世界の中におられるようでした．シーン9を思い出した私は，「おはよう哲夫さん」という挨拶を心がけ，一方で活動への強い声かけは控えてみました．するとある日，ちょっとしたハプニングが起きました．少し離れた距離で「テツオさん」と違う対象者を呼ぶ声に対して，哲夫さんが反応し，後ろを振り返ったのです．「ごめん．こちらのテツオさんで，テツオさん違いなんよ」と謝るスタッフに哲夫さんは笑顔を向けていました．今まで，挨拶に対してどことなくお辞儀してくれて

いるのかなと思っていましたが，しっかりとスタッフの声に表情を返してくれていた．挨拶の大切さをあらためて感じました．

➡これですよ，これ．この小さな変化に注目してもらうと，僕の頭の中が話しやすい．僕の頭の中は，こんなエピソードが大ご馳走なんです．対象者に苦労した経験があればあるほど，この小さな変化を僕は大喜びします．その喜びで10日間は頑張れます（少ないか）．

　僕たちOTは，長期に入院されて他者との交流を固く閉ざしてしまわれたようにみえる方たち（そうみえるだけですが）と，日々接します．

　そのような長期入院者に対して，いろんな作業を共にしても，大きな変化が毎日みられることはまれです．だからこそ，心がけなければならないのは，相手にお渡ししているメッセージの中で，毎日変わることのないものを丁寧にチェックすること．その代表が挨拶です．

　そして，送ったメッセージに対する反応のチェック．これに集約されるといっても過言ではありません．挨拶の仕方，それへの反応，こんな一見些細なことでも，変化は起き，回復の大きな糸口になるのです．このエピソードはまさにその証拠の1つです．バンザーイ×3！

ひと言

　いつものちょっとした挨拶やそれに対する受け答えで，お互いのことがたくさんわかる，そんなOTが増えますように．

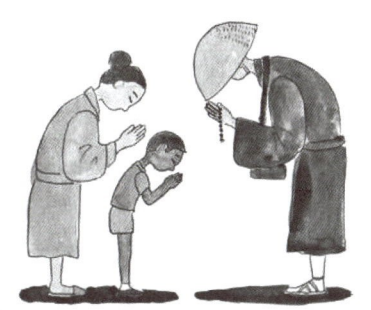

挨拶はもともと禅の言葉で，「迫る」「押し合う」という意味があります．まずは，相手の心の玄関に近づいて，心の扉を押してみてくださいね．

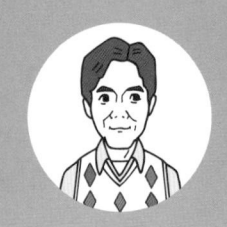

Case 10 祭り前夜と環境づくり

　作業療法では，対象者の背景として個人因子と並び，環境因子にも丁寧に注目する．環境因子は活動や参加に大きな影響を与え，健康状態を根底から左右するからだ．今回は，デイケアのカンファレンスを振り返り，僕がOTとして行動したいと考える，環境面に対する視点を覗いていただく．毎日の作業療法を少し違った角度から見つめ直すヒントになれば幸いである．

🎥 シーン10　デイケアのカンファレンスで

　当時，デイケアに2度目の通所中だった広治さんのカンファレンスでのこと．受診も服薬も安定し，つい数週間前まで，日常生活面で問題点は見当たらなかった．その広治さんが，最近少し揺れてきた．スタッフやほかのデイケア通所者に対して，「なんでこっち見てるの」，「僕に何か悪いことしようと思っているだろう」と決めつけるような言い方が目立つ．何かこれまでと違ったアプローチが必要なことは，デイケアスタッフの誰もが気づいていた．だが，デイケアでの最近の様子からは，どうしても原因となりそうな問題点がみつからず，焦点が絞れない．いったい，対応の何をどう変えていけばいいのだろうか．しばらく沈黙が続いた＊1．

　僕は確信をもっていたわけではなかったが，「広治さんって，何

か次の行き場所が決まったときが，一番安定しているようにみえるけど，どう思う？」と切り出してみた❖2．みんなはキョトンとした表情をしていたので，言葉を続けた．「たとえば，作業療法で一番安定していたときって，もうすぐ退院し，デイケア利用が開始になることがわかったころだったし，前回のデイケア利用中で安定度がとても高かったときって，授産施設への通所が決まったころだったと思うんだ❖3」．ここまで話すと，複数のスタッフが顔を上げて大きくうなずいてくれた．

[事例紹介]

　広治さん，30代．主診断は統合失調症．体格もよく，状態の良いときであれば，表情も明るく他者からは健康そのものに思われがちな男性である．就労も，長期ではないが4回の経験がある．以前のデイケア終了時には，一般就労された．そのときの就労状況は，当初は人当たりもよく，職場内で可愛がられていたのだが，じきに特定の人と折り合いが悪くなって身体的な不調を訴えはじめた．次第に出勤がまばらとなり，身体的にもつらくなったことから自ら服薬を調整（減薬）してしまった．その後，少しずつ病状が再燃しはじめ，職場で被害感から他者と口論になったり，暴力を振るいかけたりする等の問題が生じた．そのような対人関係面の崩れから退職となり，デイケアの再通所となった．

　（今回は個人情報保護のために，類似の2事例の経過を合わせて広治さんと表現させていただいた．）

🤔 僕の頭の中では

❖1 スタッフ全員が今後の対応をどうしていいかわからないケースカンファレンスは何度も経験してきた．いつものようにヒントくらいは出てくるだろうと思っていたが，最近の様子からはスタッフ誰もが「わからない」，「調子が崩れる要素が見当たらない」という．デイケア内外で，彼にとって不利な変化があったのか．いや，どう考えてもそんな環境の変化はない．誰かとトラブルがあったわけでもない．なぜなのだろう．

❖2 これ以上，デイケア内で何か提供することが正しい選択だろうか……．この視点がちょっと違うのかなあ．デイケアが穏やかすぎる環境なのかなあ……．むしろ，変化がないことが不満なのかなあ……．そういえば！

ここで何かがつながった感じがして，沈黙の中，ボソッと発言した．

❖3 変化が必ずしも人のストレスになるわけではない．変化を好む人にしてみると，変化のないことこそがストレスだ．彼にもそんなところがあるのかもしれない．だとすれば，安定してもらうために検討すべきは，デイケアのプログラムではない．広治さんにとっては，"次の何か"を一緒に探すことが，今最も必要とされるアプローチかもしれない．

このカンファレンスの後，デイケアの次の行き場として，通所授産施設への再登録の予定を相談し，その先の将来の希望について具体的に話す機会も増やした．地域生活支援センターへの登録等も進め，行き場や相談できる対象が増えたこと等により，間もなく広治さんの動揺はおさまり，病状の再燃は免れた．

❗ 頭の中の底んとこ

次があると思えると今が安定する．次に行くとそこでまた落ち着かなくなる．さらにその次をみつけると安定する．広治さんのように，少し落ち着くと次を求めて揺らぎ，病状を損ねてしまう対象者に何名も出会ってきた．

時間と行動と心理面のそのような関係を，多くの統合失調症の人に見出した精神病理学者の木村敏氏[7]は，それを「アンテ・フェストゥム（ante festum）」と呼んだ．festumはラテン語で祭りや祝日を意味する．アンテ・フェストゥムとは，日々を祭り前夜のように，昨日や今日をあまり意識せず明日だけを夢見て，未来の可能性に向かってのみ行動するような特性を指す．そのような未来への関心の一方，現在については未来へ連続すると確信できないかぎり，ほとんど無関心であるという．

　このころの僕は，まだこの概念を知らなかった．でもこのカンファレンスで，広治さんの今までを振り返り，対象者の今後の対応を判断するには，広い空間軸と時間軸の中で今を捉えることがどれだけ大切かをしっかりと学んだ気がしている．

　バブル時代の1990年代はじめ，僕は京都の精神病院に勤務し，多くの障害者の就労支援を経験した．6年後，その職場から故郷広島の病院に移った．京都では就労できていたような人が何名か入院されていた．バブルもはじけ，急速に不況の波が押し寄せてくる田舎町では，仕事を探すことも住まいを探すことも京都時代の何倍も難しかった．退院されても再入院する人が相次ぎ，理由と対策を考えた．結論として，ソフト面とハード面の充実による支援の環境づくりこそが，このジレンマの特効薬だと気がついた．

　以後，上司と相談しながら，自分が必要だと思うソフト面とハード面を増やすことを，本当に必死になって，少しずつだが実現してきた．広治さんの通うデイケアもその1つだ．もちろん，環境を整えたことが対象者の回復や目標に役立っているかは，吟味が必要であるし，常に未来が対象者にとって望ましいように整備できるとはかぎらない．ただ，明

7）木村　敏：木村敏著作集〈2〉時間と他者，アンテ・フェストゥム論．2001, 弘文堂，他参照

日を夢見ることで現状に不満ばかりを抱き，今行うべき環境へのアプローチを忘れることだけは避けたい．

OTとしてこれらのバランスを保つためには，対象者と同様，僕たちも未来への夢をもつことが大切だ．それと同時に，現在の自分自身や環境に対して冷静に目を向けるスキルも必要になる．現在の作業療法に行き詰まり前に進めないとき，僕は，「まだ環境を変えてまで，現状を脱したいと願っていないんだな」と考えるようにしていた（そうすることで沸騰しかけた自分の頭を冷やしていた）．今後の対象者や作業療法のことを「わからない」で済ませているうちは，「まだ，わかりたいと思っているとはいえない」．そう振り返り，わかりたくなるための行動を，日々の作業の中で少しずつ積み上げること．それが，僕の臨床の姿勢であったと思う．

ここに述べてきたような姿勢にいたるまでのご指導をいただいたのは，精神科医の小澤勲先生です．この連載を執筆中の2008年11月19日にご逝去されました．感謝しつくせない多くのご助言とご指導をいただいたことに，心から御礼を申し上げ，ご冥福をお祈りいたします．

Side Story
もう1つの祭り前夜

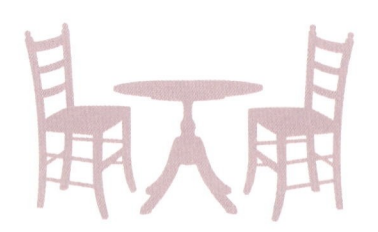

映画「ジョーズ」のこんなシーンをご存じでしょうか．
主人公の保安官と海洋学者と鮫狩り名人の3人が海に出たある夜に，鮫狩り名人が自分が鮫を憎むようになった経緯を話す場面です．彼は昔，アメリカ海軍の兵士として太平洋戦争に出ました．ある日，自分の艦が日本軍の潜水艦の魚雷によって沈められ，生き残った数百人が海に投げ出され助けを待

っていました．しかし，鮫の大群に襲われ，一晩もしないうちに戦友は次々に海に消えていきました．それでも彼は死ぬことが怖くなかった．いずれ死んで仲間の待つ天国にいくものだと覚悟できていたからです．だが，夜が明けて遠くに味方の船が見えて「助かるかもしれない」と思った瞬間，鮫のいる海が何倍にも恐くなったという話です．

　人の生活では「いいことがあるとわかれば，いつも幸せである」という命題は必ずしも正しいとはかぎりません．上述の話のように，状況によっては希望すら，人を恐怖に陥れます．夢がかなったとき，必ずしも人が前向きになるとはかぎらないのは，昇進時等のうつ，マリッジブルーやマタニティーブルー等，皆さんもご承知の通りです．

　本人も家族も誰もが望んだことがかないそうなとき，人の心はその成功（明るい未来）のみを想起できるようにはプログラムされていません．まるで，予期せぬ出来事が起こっても落ち込まないために保険をかけるかのように，自分の成功以外の姿を想起することもプログラムされています．

　それでも安定して仕事を続け，対象者とともに作業療法を続けられるOTには，いったいどんな未来を想像する力が必要なのでしょうか．

・自分を無防備で怠慢にしてしまうほどの良い未来ではなく
・自分を落胆させ疲弊させてしまうほどの悪い未来でもない
・努力をしたくなり行動したくなるくらいの良いと悪いの"間"の未来

　もしかすると，長く生きていれば"なんだ，普通で，あたり前のことじゃないか"と感じるかもしれないくらいの未来を，明るく楽しく空想できるといいなと思っています．

Side Story
「誰がしてもいいと思う」

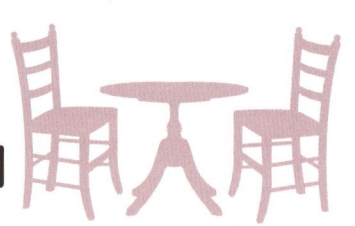

✉ リエコOTAからの投稿

　デイケアの遅番に入ると，苅山先生と一緒のときはいつも役割分担をするのですが，そのときよく先生は掃除と後片づけをしてくださいました．

　先生はいつもガスコンロまでピカピカに掃除して，たまに，先生の遅出の次の日には，「昨日は苅山先生が掃除したな」と朝出勤してすぐにわかるくらいでした．

　きれい好きなんだなあと思い，お礼を言うと「誰が掃除をしてもいいと思うよ」と笑って返されました．「誰かがしないといけないからじゃなく，誰がしてもいいんじゃない」とサラリと言われ，びっくりしました．

　その日から，私にできることをしようと思えるようになりました．普段の生活でも仕事でも「なんで私ばっかり」と思ってしまうときは，先生の言葉を思い出せば，いつも気持ちが楽になります．

　先生のおかげで，日に２回，のべ60人もの料理を毎日つくっても，コンロは故障もせず，頑張って働いてくれたように思います．先生はいつも働き通しのコンロに感謝しながら掃除をしてくれていたのかもしれませんね．

　人や物との出会いは永遠ではないとしても，丁寧に向き合えば，必ず相手も答えてくれる，先生はそんな気持ちを私たちに信じさせてくれます．

➡ありがとうございます．でも，本当に僕にとって，作業療法時間も作業療法以外の時間も同じ重さなんです．遊びも仕事も違いはないと思っていることを，ケース６やケース８のサイドストーリーでも書きましたが，掃除も記録も，ほかの業務も僕にとっては同じ重みだったから，「誰がやってもいい」と思うのも，ごく自然であたり前のこと，ただそれだけなんです．

　デイケアも本当に楽しかった．食事メニューを毎回ミーティングで決めて，一緒に買い物に行って，あたふたしながらつくりましたね．でも，メンバー

の皆さんと笑いながらお食事すると疲れがスッと消えました．僕がどうして丁寧に掃除していたかを考えてみたら，コンロの周りが綺麗になると気持ちよかった．それだけなんです．自分が作業療法されているような時間でした．

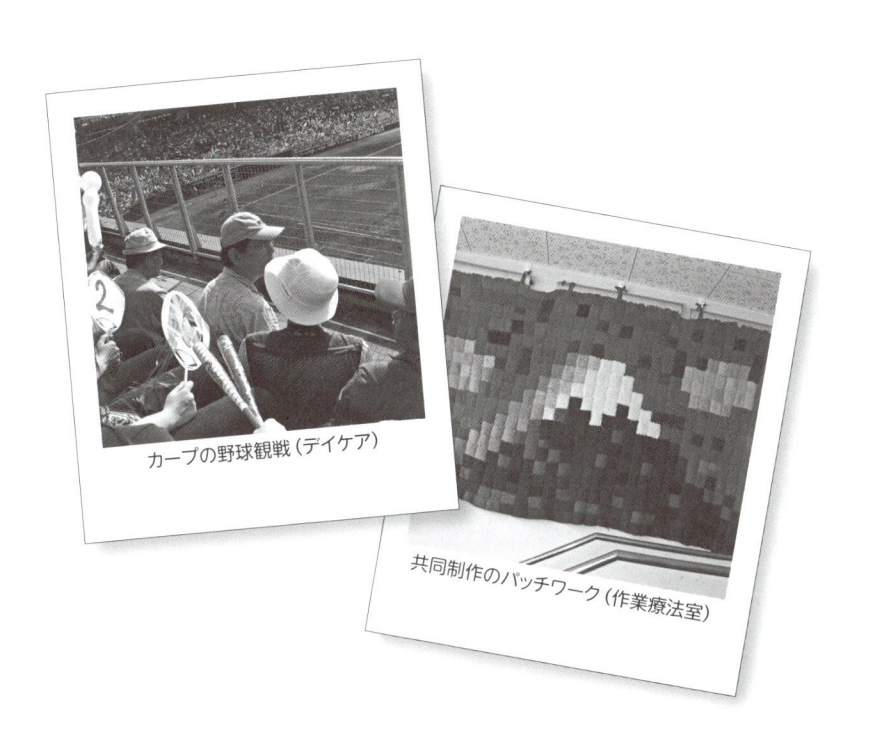

カープの野球観戦（デイケア）

共同制作のパッチワーク（作業療法室）

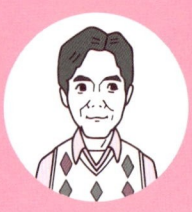

Case 11 合成の誤謬（ごびゅう）に気をつけて

　残り2つのケースで何を覗いてもらおうか．そんな折，新聞には不安定な雇用情勢，非正規雇用者を中心とした企業の大規模リストラが毎日のように掲載されている．それを辛坊治郎氏[8]が，「合成の誤謬に気をつけるように」と警告していたのをテレビで見た．僕は思わずハッとした．今回は，僕が精神科作業療法で今も迷い，答えの出ていないことの一部を，ごちゃまぜのまま開放してそれを覗いてもらおうと思う．

　合成の誤謬（fallacy of composition）とは，経済学用語で，1人ひとりの行動，あるいは一集団や企業としては正しいであろうことを，皆が行うと社会的に誤った行動（意図しない不都合な結果）になることをいう．たとえば，リストラ策は一企業にとっては，急場をしのぐ最善の策かもしれないが，すべての企業が一斉にリストラをすれば，社会としては，失業者があふれ消費も税収も減り，国力そのものが減退していくこと等がその例である．

🎬 シーン11　僕の頭の合成の誤謬

　A：臨床現場のOTから，作業療法で使う作業のプログラムについて，「精神科ならではのおもしろい活動をどうやってつくり出し，

---

[8] 読売テレビ報道局次長，解説員，司会者．著書に，『あいまいな日本の問題点がすっきりわかる本―辛坊のニュースななめ読み』（幻冬舎）等．

進化させていくのか」と問われた．精神科ならではとはどんなことを指すのだろうか．ただ個としての活動性向上のみを目指すなら，一定のプログラムを繰り返すことも悪くない．しかし，ICFでいう参加を目指した作業療法となると，マンネリ化を避けて，季節やその日の出来事等に応じて，少しずつ変化をつけた活動にしたい．そう思って，普段から活動に微妙な変化をつけることを心がけようとしてきた．だが，一部の人には喜ばれても，ほかの対象者が楽しめていないことに，ふと気づく[※1]．

B：栄養障害で通院されている男性患者さん．彼には献身的な妻がいた．夫も妻を信頼しており，妻が許してくれる範囲なら食事をいくら食べてもよいと思っていた．ところが妻は，仕事で頑張っている夫への優しさからか，栄養士の指導通りに食事をつくることが，ときおりできていなかった．彼女は，栄養士との面接の際には，食事や栄養の何がどれだけ必要かを理解したようにみえていた．しかし，結果的に食事管理は不十分となり，男性患者さんは入院をされた．1つひとつの食事はもちろん必要な栄養で構成されている．夫の好物も少しなら食べてもらっていい．だが，毎日ある量を超えてしまうと，それが害になってしまう．このように，わかっていてもなかなか変えられず習慣化できないことで，本人たちも栄養士も深く悩んでいた[※2]．

C：作業療法は，診療報酬の規定上，同一時間にOT1人あたり最大で25人が対応の限度である．もちろん，現実的にはその半分の人数でも質の保証は難しい．さらに，作業療法室の大きさ，作業の種類やOTの人数，退院後の受け入れ先，いずれにも許容限度がある．僕たちの仕事は，目標達成者を終了して送り出すことの繰り返しによって，やっと新規の対象者を迎え入れることができる．同様に社

会復帰施設等にも定員があるのだが，ある授産施設の通所者に，こう問われたことがある．「後から来る人が長く待つことは，今通所している私がわがままを言って迷惑をかけていることにはならないの？」と．自分が通所に精一杯であるにもかかわらず，施設通所を待つ他者を心配する優しさを感じ，僕は恥ずかしくなった[※3]．

僕の頭の中では

　実際にはこんな感じで，同時にいろんなことをごちゃごちゃと思い巡らせることが多い．

[※1] プログラムの効果や場での盛り上がり等が，下降線をたどっていると感じてから，プログラム変更を始めるのでは，たぶん遅い．その問題を感じるまでには，対象者の我慢があり，スタッフの傲慢があり，それが不満となって治療に逆行してしまうからだ．プログラムは常に，今が絶好調と思えるくらい盛り上がっているときに，変更の計画立案をするべきであるというのが僕の持論だ．けれど，そこで大きくすべてを捨てて変更してしまうと，それまでそのプログラムで楽しめていた人の笑顔を奪うことになる．これまでの活動の中心部分を残しながら，一部の修正でよいから，決して同じ内容に甘んじない姿勢を身につける．ただ，それだけなのだが，そこが難しい．一対象者に正しくても，他者に対応できない誤謬が生じる．

[※2] 栄養摂取のバランスと作業療法は，ものすごく似ている．健康が維持できているなら，毎日同じものを食べていてもそれでよいだろう．しかし，健康を損ねている，あるいは損ないかけているなら，修正して習慣化し直す必要が生じる．それはとてつもなく険しい道のりである．不摂生が得意な僕にはそれが痛いほどよくわかる．OTの仕事とは，栄養バランスと同様に，作業でどうバランスのとれたメニューをつくり，日々

それを受け取ってもらい，習慣化できるかが大事になる．数日間だけうまくいっても後に続かないと，対象者の健康は再び損なわれかねない．
❖3 ある作業の要素が治療的に有効だからといって，すべての対象者に漫然とそれを繰り返していれば，長期在院者が増えることだろう．同様に，社会復帰を支援するどのような受け皿も，満足している少数の人のためだけにあり続けると，すぐに施設は社会復帰を促進する本来の機能を失う．ただ，マクロの視点（たとえば医療経済）を優先し，個人や個性をないがしろにする環境も，成熟しているとはいえない．精神障害者が直面してきた，帰る場所や通う場所がないという問題は，まさにここにあるのではないかと思うことが多々ある．1人でも多くの対象者に，良質の作業療法を受け取ってもらいたい．OTはどこまで純粋に対象者（＋作業療法を待つ他者）のことを考えることができるだろうか．そこでもう1つ，僕が想起する記憶がある．それは……．

頭の中の底んとこ

　僕が幼稚園のとき，芥川龍之介の短編小説「蜘蛛の糸」の紙芝居を見せてもらった．地獄に堕ちた罪人の犍陀多（かんだた）が，生前に蜘蛛を助けたことがあるということで，お釈迦様が天国から地獄まで蜘蛛の糸をたらして助けようとする．犍陀多はそれに気づいて糸を登っていくが，途中，地獄から多くの者がついて登ってくるのを見て，「糸が切れてしまうから降りろ」と叫んだ．すると，そのとたんに糸が切れ，犍陀多もろとも全員が地獄にまっさかさまに堕ちてしまう．この紙芝居を見たとき，「僕も同じことを言ったかもしれない」，「僕もお釈迦様には助けてもらえないかもしれない」と思って，とても恐くなったのを覚えている．リストラを敢行する企業のトップのように，OTが合成の誤謬に気づかず，犍陀多の二の舞にはならないことを祈りたい．
　活動を取り戻した対象者が，退院後，社会とのさまざまなつながり（参

加）の中を生きる現代．つながりの一本一本は蜘蛛の糸のように細いかもしれないけれど，つながることを前提に工夫し，糸を切らずに登っていく方法をみつけたい．

　精神科作業療法においてOTがすべきことは，次のようなところにありはしないだろうか．それは，①対象者の生活の中で，日々の作業がバランスよく繰り返されるようになるまで，一緒に作業をすること．さらに，②一部の人だけが作業療法を享受するのではなく，より多くの人に過不足なく作業を受け取ってもらえるようなシステムを準備すること，である．そのために，合成の誤謬に気づけるバランス感覚のある自分をつくり，組織をつくり，地域をつくれるとよい．ちょうど蜘蛛が細い糸で，強靭な巣を張るように．

Side Story

「社会」,「一般」に気をつけて

　合成の誤謬に関連して，「斉一性（せいいつせい）」という言葉が頭をよぎります．最近インターネットのヤホー（お笑いコンビのナイツの真似です）で調べたら，次のように書いてありました．

　「斉一性とは，社会心理学の用語として，集団が異論の存在を許さず特定の方向に進んでいくことを指します．多数決で意思決定を行う場では起こらず，全会一致で意思決定を行う場で起き，多数が少数に注目しないとき社会的不利（参加制限）が生じるといいます」．

　簡単にいうと「長いものには巻かれろ」，「赤信号みんなで渡ればこわくない」のような人の心理のことといえるでしょう．精神科を長くやっていると，どうしても少数意見に敏感になります．少数意見の中に，ふと真理をつくキラキラ光ったものを感じることがあるからです．なぜだろうかといつも考え

ていました．結論は出ないのですが，多数が常に正しいわけではないことを，僕はどこかで応援したいのです．闇雲に社会批判をするつもりはないのですが，会話の中で対象者や家族を守ろうとするとき，社会を悪役に仕立てると，つじつまが合うことがあるのです．

だからいつも「社会」や「一般」という言葉にも，ある種の疑問を抱いてきました．たとえば，「ありのままのあなたは，一般就労できるはずなのよ」という家族の励ましの言葉には，"今の社会に合わせて変われるはず"という意図が見え隠れします．でも，もしも，「社会」や「一般」のことを絶対に従うべき多数の意見としてしか考えなかったとしたら，そこでうまくやれるというのは，"ありのままの私"ではなく，"社会に合わせられる私"と言われているようなものです．僕ならどうしていいかわからなくなってしまいそうな励ましです．「ありのままでいいですよ」すら，気をつけなければ，斉一性の原理の中に取り込まれるような気がしてなりません．

Side Story

Not in my back yard

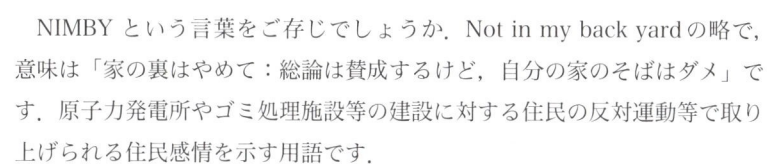

NIMBYという言葉をご存じでしょうか．Not in my back yardの略で，意味は「家の裏はやめて：総論は賛成するけど，自分の家のそばはダメ」です．原子力発電所やゴミ処理施設等の建設に対する住民の反対運動等で取り上げられる住民感情を示す用語です．

僕は臨床22年の中で，2つの住民説明会を経験しました．

1つ目は，病院が，駅から便のよい土地に，精神科診療所とデイケアと地域生活支援センターのある総合ビルを建てる計画のときです．2つ目は，僕が理事を務める社会福祉法人の作業所が通所授産施設に変わる際に，施設を新築移転するときでした．どちらのときも，地域住民のご理解を得るための説明会に参加させていただきました．

その両方で，この本には書けないような誤解と偏見に満ちた言葉を目の当

たりにしました．まさに，NIMBYです．一部の住民から総論は賛成，自宅周辺はダメという感情が，さまざまな言葉と表情で噴出しました．悔しくてつらい時間でした．ですが，説明会の後もあきらめることなく，総合ビル開設には病院の管理者やほかのスタッフが，授産施設の移転には施設長さんと一緒に通所者さんが，住民のお宅1軒1軒を訪問し説明して回りました．

　この努力の甲斐あって，どちらも予定していた場所に建物を建てることができました．今では，総合ビルのスタッフは町内会の行事に呼ばれ，祭りに参加し住民に慕われ，施設も町に受け入れられて利用されています．授産施設のほうも夏祭り等，地域ぐるみのイベントを企画して，地域の小学生やご家族と，通所者の人たちとがごく自然にふれあっています．

　精神科の醍醐味の1つはここにあります．それまで，受け入れられないと思い込まれていた相手と自然に打ち解けられる．このことが最高の喜びで，この仕事をしていてよかったなあと心底思える瞬間です．

　ただし，僕は説明会で「私が安全を保障しますから認めてください」と発言できる立場ではありませんでした．かといって，地域の理解を得るための行動にも同行できていません．本当に，奔走してくださった皆さんに，申し訳ない気持ちでいっぱいです．ごめんなさい．

> **ひと言**
>
> 　少しでも多くの人の「活動と参加」に向けて，細くても柔軟で少々の重みにも耐えられるような，セーフティネットを張れるOTがたくさん増えますように．

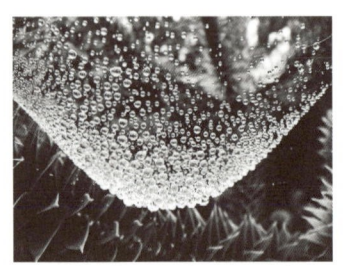

雨滴の重みにも耐えるクモの糸

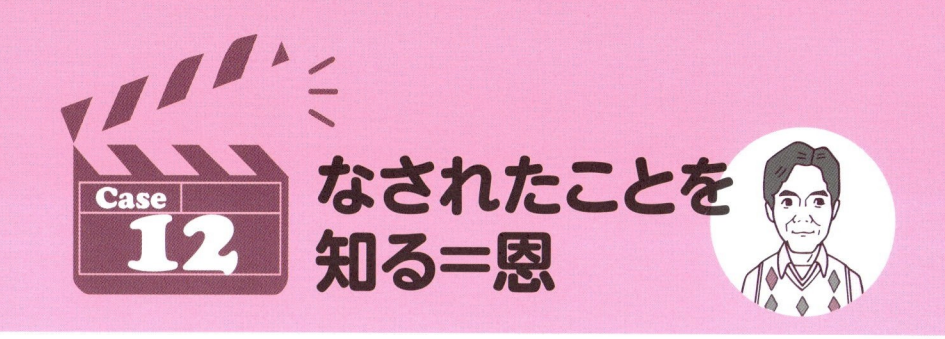

Case 12 なされたことを知る＝恩

ついに最後のケースだ．ここまで来るのは大変だったが，今は感謝の気持ちでいっぱいである．今回は，今，僕の頭の中で一番大切に思っていることを覗いていただく．それはとても実践的で重要な2つの言葉にまつわることなのだが，後輩や学生には，まだまだ伝えられていない．その2つの言葉とは，僕が臨床で最もたくさん触れた言葉，「すみません」と「ありがとう」である．

🎬 シーン12 「すみません」，「ありがとう」

僕の臨床20数年の間に，多くの対象者から，たくさんの「ごめんなさい」，「すみません」，「私が悪かったです」を聞いてきた．そして，その中に含まれている多くの「ありがとう」を感じ，受け取ってきた．どうしてそんなに謝るの？　どうしてそこまで自分を悪く言うの？　どうして，こんなに些細であたり前のことで感謝されるの？　僕はいつも疑問だった．作業療法室では，日常的にこんな会話が繰り返されていた．

「○○さん，こちらの席が空きましたよ，どうぞ」，「すみませんねえ[※1]」．

「苅山さん，そこのマジックとってもらえますか？」，「ハイ，どうぞ」，「すみませんでした[※2]」．

そして，帰りの場面では，「苅山さん，今日もすみませんでした
ねえ※3」，「えっ，何も謝らないといけないような失敗なんて，あ
りませんでしたよ．そんなに言われなくてもいいんですよ」と返し
たところ，「あ～，前にもそう言われたのに．ダメだなあ私は，苅
山さん，物覚えが悪くてごめんなさい※4」．
　えっ，なんでまた謝るの．物覚えなんて，まったく責めたつもり
はなかったのに．僕のほうこそ，ごめんなさい．

[僕が出会った優しい人たち]

　不出来なOTSに「ありがとう」と言える人たち．不出来な作業療法
臨床家に「ありがとう」と言える人たち．1年前とさほど変わらない作
業療法プログラムに真剣に取り組んでくださる人たち．特別な要求では
ないあたり前のことを希望しているのに，その自由が制約され制限され
る，そんな状況を耐えている人たち．障害者自立支援法による自己負担
増の中，低賃金ながら笑顔で作業所や授産施設に通ってくださる人たち．
　僕のカタツムリのように遅い歩みの作業療法に辛抱強く付き合って，
ご指導やご助言をくださった関連専門職種の皆さん．昼行灯のような僕
を，根気よく指導してくださった諸先輩方や，同世代のOTの皆さん．
苅山節と呼ばれる僕の毒舌独語を，辛抱強く聞いてくれた後輩OTたち．
大学教育の右も左もわからない僕に，我慢強く付き合ってくれている学
生たちと教職員の皆さん，等々．

僕の頭の中では

※1 ※2 この場合，「ありがとう」の意味が強く，「すみません」で置き
換えるクセになっているのかとも受け取れた．しかし，※3 ※4 のように，

お礼のひと言でよいのに，明らかに謝ろうとする人が何人もいらっしゃった．感謝の気持ちは「ありがとう」で伝えたほうがよいと思い，職場で「ありがとう」を言うように自分でも心がけ，対象者にも強調してきたつもりだった．でも，どうしても「ありがとう」が「すみません」になってしまうのである．

この感覚について，最近僕自身に置き換えて少しわかりはじめた．決して失敗が増えたからではなく，自と他を比較したときの相対的な申し訳なさの表れなのかもしれない，と．僕が出会ってきた優しい人たちは，人と人とのつながりが，僕の何十倍もはっきりと見えていたのかもしれない．僕が経験を重ねるにつれて，どこか麻痺させてきた自分と他者を比較する力．そのつながりの中で，自分よりも他者のできているところをたくさん感じ，他者よりも自分ができていないところが多く見えていたのだと思う．そうなれば「すみません」が増えることも当然のような気がしている．

🧠💭 頭の中の底んとこ

臨床においてOTが比較することといえば，おそらくアプローチと結果に関することが多いだろう．しかし，自分が行ったアプローチと結果は，必ずしもすぐに結びつくとはかぎらない．今，自分がしている作業療法が正当に評価されていないと感じるとき．今，自分が評価し援助しているところに自信がもてないとき．そんなときでも，今行っている関わりと対象者の未来とのつながりを信じ，それに感謝できること．これが，OTにとって臨床を長く続けるために不可欠な力であると思っている．その姿勢を僕も先輩OTの背中から教わった．

かつて精神科作業療法は，診療報酬点数化反対運動を受け，方法論も不明確で正当な評価がなされない時代が続いていた．1980年代の精神病院で，点数化が許されない中，地道に作業療法を続けてきたのが横田

里都子先輩である．先輩は，現状が正当に評価されていなくても，常に対象者をみつめ，周囲が元気になるように，笑顔と前向きな姿勢を崩さず，コツコツと仕事をされていた．対象者に慕われ，医師に信頼され，看護師とバランスよく臨床を重ねていた里都子先輩は，いつも結果を急ぎすぎることなく，対象者に向き合っていた．

頭の中の一番大切なところ

精神科作業療法では，当事者の主観としての満足を大切に扱う．小さなことにも気づき，感謝できる謙虚な姿勢があるときには満足は得られやすいが，他から施されたことの大きさで自分の満足を量ってばかりいると，より大きな施しを受けないかぎり満足は感じられなくなる．

何でもすべてに「ありがたいと思おう」とまで言うつもりはないが，すでに足りていることにも満足を得られない不安にもとづく"知の過食状態"には警戒が必要だ．一見わかりやすくて因果関係が明快な，甘い答えばかりを好んで学ぶ習慣は，情報による"知のメタボリック症候群"を招きはしないだろうか．学生やOTが，現状の知識のなさを焦りすぎ，使いこなせないほど多くの情報を取り込めば，知の肥満と実践不足の状態に陥ってしまう．そうなれば，作業療法の醍醐味を味わうことは難しくなりそうだ．さらに，学んだ理論の通りにならなければ不満や不安が充満し，希望や夢を空想するゆとりが追いやられている頭の中では，"生活の広がり"を目指す精神科作業療法の入り口すらみつかりにくくなるだろう．

「すみません」という申し訳ない気持ちや，「ありがとう」という感謝の気持ちのことを，僕は「恩」を感じる気持ちなのかなあと，これまで漠然と思ってきた．

偶然にも「恩」の真意を，京都東山にある知恩院の関係者に教えていただく機会を得た．佛教の原典（インドの経典）に使われているサンス

クリット語で,「恩」とは「クリタ・ジュニャター」といい,直訳は「なされたことを知る」であるという.他者が自分に施してくれたありがたいことを「恩」と呼ぶのではなく,「自分の周囲で行われたことをしっかりと知る」という意味が,「恩」という一字に込められている.

何が自分の周囲でなされたかを,作業なしに知ることは容易ではない.成功だけでなく失敗の中にも,満足だけでなく不満の中にも,「恩」をみつけ,次のチャンスに生かすこと.そのために周囲でなされていることに参加し,活動し,作業を介して知ること.対象者にとっても,OTにとっても,自分の周囲でなされていることを感じ,自分と他との適度なつながりを感じられることが,人の生活と精神保健における最も大切なことの1つではないだろうか.僕は今,そこに触れる機会を与えてくれた作業療法に心から感謝している.

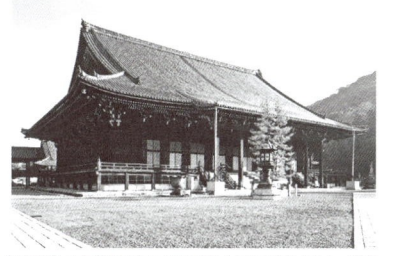

知恩院:京都東山にある浄土宗の総本山.僕の勤める大学では毎年4月,全学部の新入生と教員約1,500名が,この御影堂に会し参拝します.

Side Story
「すみません」の中

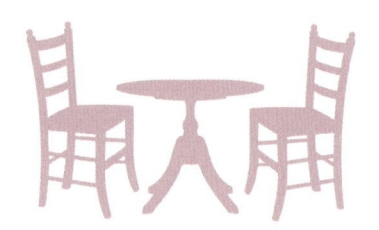

サヤカ心理士さんから，雑誌連載中にこんなメールをいただきました．

▼ サヤカ心理士の投稿

　感謝の気持ちを，「すみません」にくるんで表現するとき，私は，その言葉に，添えられた感謝の意のほかに，"こんな私ですが，（生きて）居てもいいですか？"というメッセージを感じるときがあります．（中略）

　日々，自分の存在自体，許されるのかどうかを問いかけ続ける暮らしでは，誰かに，何かに，「いいよ」と認めてもらいたい．小さくてもいいから，それが確認できるかけらが1日のどこかにでもあると，生は明日につながるように思います．

　「（居て）よいのか」どうかを確認する．まるで最後の手段であるかのように，「すみません」の言葉が使われていることって，ないでしょうか？　私は多分，ともに人と過ごす中で，一緒に居る中で，互いに「いいの？」，「いいよ」をたくさん伝え合い，相手も私も生きることにOKを出し合える，そういう体験を1つでも多く頂戴したいと望んでいます．

➡これを読んだとき「なるほど」，さすがサヤカ心理士さんだなと思いました．確かにその意味で「すみません」を使っている人は何人もいらっしゃいます．対象者がこう感じることは，どこからくるのでしょう．生活における自信の喪失からでしょうか．失った自信を取り戻してもらうためにも，「すみません」にお返しするだけでなく，作業を通して自信（I'm OK）につながることをしたいと思います．サヤカさんと同意見です．

　ただ，「生きていてすみません」と「できなくてすみません」では，突破口のみつけ方やその段階づけが大きく異なります．毎回の作業のたびに，自分がそこに存在していることへの申し訳なさを想起していては，対象者にとってつらすぎると思うのです．たとえば，僕が大学の教員をしていることに，

毎日「こんな僕が授業していてすみません」とばかり反省し，「居てもいいですか」と問いかけていても，よい授業も安心もみつけられないと思うのです．どう整理したら，自他に優しく今の状況の突破口をみつけられるか，そこに対象者とセラピストが一丸となってぶつかれるような「場づくり」と「関係づくり」が，自信回復への糸口になると信じています．

Side Story
痛みをやわらげる作業

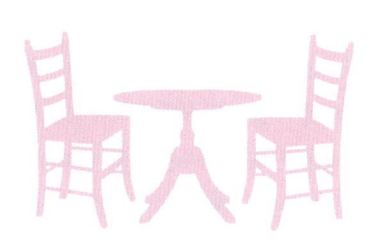

▼ エリコOTからの投稿

　最近の悩みは私の人生経験不足．メンバーさんや先輩や同僚に，最近実父を亡くされた方が何人かおられます．同僚の○○さんのお父さんは今日亡くなられたそうです．どんなにおつらいかと察するけれど，どう声をかければいいかわからない．苅山さんが，身内を失った人には喪の作業[9]が必要とおっしゃっていたけれど，人それぞれ違いますよね．その作業が進むお手伝いってどうすればいいのですか？　変な質問になってしまってすみません．

　何も変わらずにいること？　したいようにさせてあげること？　メンバーさんには寂しいときだからこそデイケアにおいで，と言っています．先輩は，お父さんが亡くなったことすら隠して（？）元気に仕事に行っています．聞いたこっちが暗くなるばかりでした．そして，○○さん．どんな顔をして会えばいいでしょうか？

　みんなつらいんだな，頑張ってるんだな，と尊敬します．なぜ苅山さんに聞きたかったかというと，学生のとき一緒に短期実習にきた親友が，母校のキャンパスで苅山さんに会ったとき，ちょうど彼女が父親を亡くしたばかり

---

9) 喪の作業とは：他に「悲哀の作業」と訳されたり，モーニング・ワーク，グリーフ・ワーク，悲嘆のプロセス等と呼ばれたりすることもありますが，フロイトが「喪とメランコリー」という論文で用いたのが最初といわれています．その論文では，喪の作業は，自己愛的な抑うつ状態への理解を深めるために参照されました．

のときで，苅山さんと話してほっとした，嬉しい言葉をかけてくださったって言っていたからです．だから，自分は同じ境遇になったことがなくても，いい接し方ができないものかと……．クダクダ書きましたが，不安なのと，何もできないのだろうかという無力感で，メールをするに至りました．もしお返事がいただけるならアドバイスをよろしくお願いします．

▽ 僕の返信メール

　難しい質問だ．どんな顔？　一瞬で済むような状況じゃない．
　顔は，「私にあなたのしんどさのすべてはわからないと思うけど」という顔だろうね．そして「今はわからないけど，逃げたり離れたりしないから」と近づくこと．
　勇気づけるのではなくて，一緒に溶け込もうとすること．
　つらさは，エネルギーをもらうことよりも，薄めてもらうことでやっと乗り越えられる．そんなところかなあ．

▽ 僕の返信への返信メール

　ありがとうございます．
　ご指摘いただいて，刹那的なものではなかったことにあらためて気がつきました．喪の作業と書きながら，どんな顔で会うべきかなんて考えていたわけで．すみません．
　アドバイスを受けると，メンバーさんに言えることと○○さんに接する態度は同じでよかったのだなと思います．また「溶け込む」という表現を教えていただいて，なんだかほっとできました．メンバーさんと接するときのイメージと近い気がしたからです．「きっとあなたのつらさのすべてなんてわかりっこないけど，少しでもあなたに近づきたいです」といつも思っていたから，難しいけどできる気がしてきました．
　私は相手を頑張らせすぎるから気をつけながら……ですよね！
　明日ご葬儀に参列しようと思っています．

➡たったあれだけのメールで僕の真意をつかみ，少しでも気持ちが整理できるのは，エリコOTのもっている力だと思います．ただ，こんなやり取りができるようになるまで，どれだけ作業と場を共有したかわかりません．たくさんの時間，話をしてきました．だから，最後の「私は相手を頑張らせすぎ

るから」というのも，ずっと以前に僕が言ったことのある言葉ですが，うまくここで思い出してくれたので安心しています．

　対象者と共にしたさまざまな作業と言葉を思い出し，今につなげて生かすこと．それができればきっと，相手にも気持ちは伝わり，お互いに癒されることでしょう．その後は，道は自然にみつかるものだと思っています．それが徐々にいろんな場面に使えるようになると，誰かが傷ついたときにも，臆することなく近づけるんじゃないかなと思います．

　僕にとっては，父親を交通事故で亡くした29歳のときが，最も大きな喪の作業でした．埋めたくても埋まらないほど大きな空洞が，心の中にできてしまったような喪失感でした．その空いた穴を，急いでふさごうとしても，広がるばかりのような気がしていました．

　1週間して，職場に出ました．ちょうど，年に1度の作業療法参加者の皆さんと院長先生（70代女性）との合同外食の日でした．院長先生が，僕に「よく出てきてくれたね．まだ，つらい時期だろうに」と優しく，いつも通りの調子で声をかけてくださいました．肩の力がスッと抜けました．

　僕にも，喪の作業の何たるかはわかっていませんでしたが，これまで通り，皆さんと接し，一緒にお昼を食べ，笑い，語っていくという日常の活動が，少し自分の中の穴を埋めてくれたように感じた瞬間でした．

　2004年の「作業療法ジャーナル」（38巻8号，提言）に，次のようなことを書かせていただいたことがあります．

　「コップとは，常に水で満たされていて何も注ぐことができなければ，その機能を果たさない．かといって，底に穴が開いていていつも空っぽのコップがよいコップだとは誰も思わないだろう．空くことと満たすことの相反する機能がうまくかみ合ってこそ，よいコップとなる．この相反するつながりのことを，ある和尚様は私に"色即是空"と教えてくれた」．

　廃用性症候群のように，心も体も使わなければ機能が衰えるというのはわかりやすいのですが，逆に，いつも満たされていても，その機能を発揮できなくさせることがあります．何かが満たされ，何かを失い，それでも生きていくことを続けていれば，また満たされることに出会う．あるいは簡単に消えないほどに満たされる．強引かもしれませんが，この"色即是空"

のような，色（満たされた状態）と空（失った状態）の繰り返しがあるからこそ，人は人に対して優しくなれるし，痛みがわかり，つながりをつくろうとするのではないでしょうか．今は，"満たそうと意図せずにそっと一緒に行うこと"の何かが，喪の「作業」なのかもしれないと思っています．

Side Story
自己を安全に語る

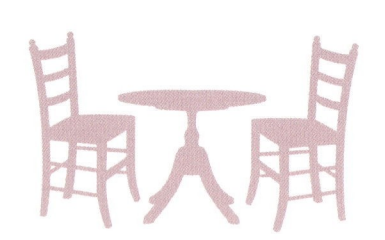

以前一緒に働いていたマユOTからの投稿です．

▽ マユOTの投稿

　私事になりますが，私が先日，入院して気づいたことについてです．術後の経過もよいのになかなか退院できず，慣れない病室や人の中で，すぐに私は限界を迎え「なんで私はこんな病気になってしまったのだろう」と自分自身を責めていました．「病気になったのは私のせいじゃない」と理屈でわかっていても，感情が伴わなくて，つらかったです．私は，対象者の方が自分を責める「帰りたい」というその言葉を，すごく軽んじていたなぁと恥ずかしく思いました．きっと，多くの声やサインを見逃し，軽んじてきたと思います．

　今回の気づきを大切にし，活動や体験を通して，もっと対象者のサインや声に耳を傾け，心を寄せられる私になりたいと考えています．そんな私自身への最近の課題は，"しんどさを自分にも周りにも安全にはき出す"なのですが，このような考え方や行動の起こし方は，この課題の練習になるでしょうか？　また，どこにポイントをおけばよいのでしょうか？

➡自己の内面を安全に語る過程は，自己の治療的応用や対象者のリカバリーに不可欠です．考え方はもちろん誤っていません．自分の弱さや至らない面をも，対象者との間で治療の道具の1つとして生かすためには，次のようなことが重要と考えています．それは，行動の起こし方というよりも，行動の

具体性です．たとえば，安全にはき出すことを，「夫に自分の病気をこんなふうに話せば，夫をいたわっていることになりますか？」と具体的に問いかけることです．これができれば，伝えた内容の点検と，結果の確認ができるようになるので，きっと自分を安全にはき出せるようになります．もっと難しいのは，やはり自分に向けてはき出すことです．

……実はマユOTは今懸命に病と闘っています．上の投稿も，退院して間もなくのものでした．そのメールには，季節の挨拶と僕の忙しさや体調を気遣う言葉．その後に，現在の自身の体調と気持ちを語ってくれていました．今の自分を，完璧でなくてもいい，少しだけでいいから，誰かに柔らかく伝えようとすること．あれで十分でしたよ．ありがとう．

ひと言

形として受け取った恩恵の大小にかかわらず，恩（周囲でなされていること）を感じることのできるOTが増えますように．

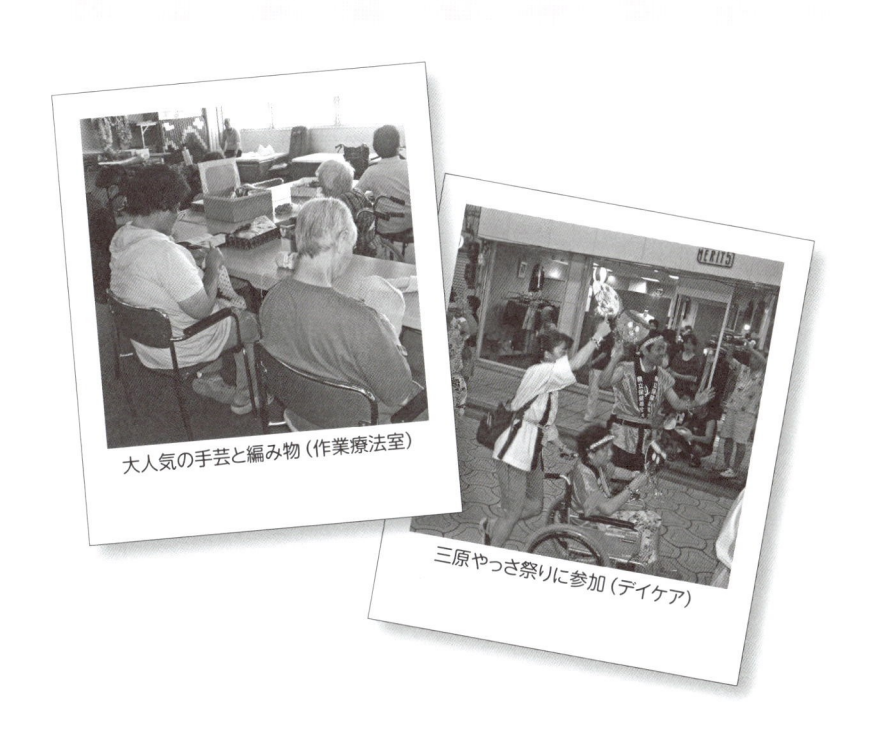

大人気の手芸と編み物（作業療法室）

三原やっさ祭りに参加（デイケア）

エピローグ
今できることに

　最後に，アルツハイマー病になりながらも，ご自身の病を語る著書『私は誰になっていくの？』(クリエイツかもがわ) 等を執筆され，ご主人と一緒に世界で講演活動をされたクリスティーン・ブライデンさんの言葉をお借りします．彼女がたどり着いた結論の1つで，僕の大好きな言葉です．(小澤勲，他：認知症と診断されたあなたへ．医学書院より)

　いま自分にできることが大切なことであって，できなくなったことが重要なのではありません．

　クリスティーンさんによれば，その人らしさとは，社会に合わせた何かができることではなく，家族や友人たちと心で結ばれ，庭や風景の美しさを感じ取る心があること．過去や未来にも囚われず，今このときを生きることに専念できることに意味があるというのです．

　さらに，次のようなこともおっしゃっています．

　認知症を病むことを，私は決して怖がったり，恥ずかしがったり，隠したりはしません．私たちは敬意を払われ，尊厳を保たれる価値のある存在なのです．私は認知症を患った方たちが，私と同じように希望をもって生きることができるように励ましたいのです．

　毎日を精一杯に生きて，私やあなたが，今，まだできることを楽しみましょう．ゆっくりとしたペースの中にあるよさを知ってください．すべての命，誰の人生にも意味があるのです．そのことに敬意を払う社会にこそ希望を見出せるのです．

　「認知症」という言葉を「精神障害」，あるいは「障害」に置き換え，僕はこの言葉に共感し，よく思い出しています．

　後輩OTの皆さん，そして関連するすべての職種の皆さん．精神科でやるべきことはたくさんあります．ともすれば，社会の激しい流れに翻弄され呑み込まれてしまいそうになりますが，どうか「今」の「私」にしっかりと根を張って，そこからスタートできることに全力を傾けてください．

　苦しいときほど明るく，つらいときほど楽しみながら，立ち止まってもいいから前向きに，これからも，目の前の対象者の方をどうぞよろしく！

おわりに

　臨床を離れて3年が経とうとしています．臨床で大切なことを学生に伝えたいと願い今の大学に移りましたが，教育の土壌と構造は，私が想像していたよりもはるかに難しいものでした．

　ただ，記憶の中から取り出して年に何回か授業で伝えるだけの作業よりも，このような機会を得て，言葉を探しまとめる作業のほうが，伝えたいことは何倍も整理されていくものだなあと実感しています．

　本書を企画し，この機会を私に与えてくださいました三輪書店の青山智社長，1年間私の拙いコラムに励ましのメールをお送りいただいた担当の渡辺愛里様，渡辺様から引き継がれこの本の誕生にご尽力をいただきました高野裕紀様，山岸清太郎様に厚く御礼を申し上げます．

　最後になりましたが，最近「コラムをスタッフに配って読んでもらった」，「あの内容で研修をしてほしい」とOTの方から声をかけていただく機会がありました．このような未熟な表現しかできない私の文章から，何かを読み取っていただき，役立てていただいているすべての読者の皆様に心から御礼を申し上げます．ありがとうございました．

Special Thanks

大阪厚生年金病院で出会った皆さん
京都府立洛南病院で出会った皆さん
仁康会小泉病院，港町クリニックで出会った皆さん
佛教大学で出会った皆さん
and　僕の家族

◆ 著者略歴 ◆

苅山和生（かりやま・かずお）

1985年	京都大学医療技術短期大学部卒業，作業療法士の資格を取得
1985～1987年	大阪厚生年金病院（大阪市）
1987～1993年	京都府立洛南病院（京都府宇治市）
1993～2007年	仁康会小泉病院（広島県三原市）

2007年から佛教大学（京都市）に勤務，現在に至る

覗いてみたい!? 先輩OTの頭の中
精神科OTの醍醐味!

発　行　2010年5月15日　第1版第1刷ⓒ
著　者　苅山和生
発行者　青山　智
発行所　株式会社 三輪書店
　　　　〒113-0033　東京都文京区本郷6-17-9　本郷綱ビル
　　　　TEL 03-3816-7796　FAX 03-3816-7756
　　　　http://www.miwapubl.com/
制　作　株式会社 メディカル・リーフ
印刷所　三報社印刷株式会社

本書の内容の無断複写・複製・転載は，
著作権・出版権の侵害となることがありますのでご注意ください．
ISBN 978-4-89590-358-5 C3047

JCOPY 〈(社) 出版者著作権管理機構 委託出版物〉
本書の無断複写は著作権法上での例外を除き禁じられています．複写される場合は，そのつど事前に，(社) 出版者著作権管理機構（電話 03-3513-6969, FAX 03-3513-6979, e-mail：info@jcopy.or.jp）の許諾を得てください．